U0235337

源远流长

中国传统医学简史

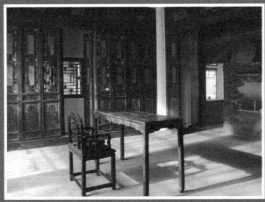

中国大百科全书出版社

图书在版编目（CIP）数据

源远流长·中国传统医学简史／《中国大百科全书》青少年拓展阅读版编委会编. --北京：中国大百科全书出版社，2019.9

（中国大百科全书：青少年拓展阅读版）

ISBN 978-7-5202-0613-6

Ⅰ.①源… Ⅱ.①中… Ⅲ.①中国医药学－医学史－青少年读物 Ⅳ.①R-092

中国版本图书馆CIP数据核字（2019）第209348号

出 版 人：刘国辉

策划编辑：石　玉

责任编辑：刘　杨

装帧设计：WONDERLAND Book design 仙境 QQ:344581934

责任印制：邹景峰

出版发行：中国大百科全书出版社

地　　址：北京阜成门北大街17号　　邮编：100037

网　　址：http：//www.ecph.com.cn　　电话：010-88390718

图文制作：北京鑫联必升文化发展有限公司

印　　刷：蠡县天德印务有限公司

字　　数：100千字

印　　数：1～10000

印　　张：8

开　　本：710mm×1000mm　　1/16

版　　次：2019年9月第1版

印　　次：2020年1月第1次印刷

书　　号：ISBN 978-7-5202-0613-6

定　　价：32.00元

序

百科全书（encyclopedia）是概要介绍人类一切门类知识或某一门类知识的工具书。现代百科全书的编纂是西方启蒙运动的先声，但百科全书的现代定义实际上源自人类文明的早期发展方式：注重知识的分类归纳和扩展积累。对知识的分类归纳关乎人类如何认识所处身的世界，所谓"辨其品类""命之以名"，正是人类对日月星辰、草木鸟兽等万事万象基于自我理解的创造性认识，人类从而建立起对应于物质世界的意识世界。而对知识的扩展积累，则体现出在社会的不断发展中人类主体对信息广博性的不竭追求，以及现代科学观念对知识更为深入的秩序性建构。这种广博系统的知识体系，是一个国家和一个时代科学文化高度发展的标志。

中国古代类书众多，但现代意义上的百科全书事业开创于1978年，中国大百科全书出版社的成立即肇基于此。百科社在党中央、国务院的高度重视和支持下，于1993年出版了《中国大百科全书》（第一版）（74卷），这是中国第一套按学科分卷的大百科全书，结束了中国没有自己的百科全书的历史；2009年又推出了《中国大百科全书》（第二版）（32卷），这是中国第一部采用汉语拼音为序、与国际惯例接轨的现代综合性百科全书。两版百科全书用时三十年，先后共有三万多名各学科各领域最具代表性的专家学者参与其中。目前，中国大百科全书出版社继续致力于《中国大百科全书》（第三版）这一数字化时代新型百科全书的编纂工作，努力构建基于信息化技术和互联网，进行知识生产、分发和传播的国家大型公共知识服务平台。

从图书纸质媒介到公共知识平台，这一介质与观念的变化折射出知识在当代的流动性、开放性、分享性，而努力为普通人提供整全清晰的知识脉络和日常应用的资料检索之需，正愈加成为传统百科全书走出图书馆、服务不同层级阅读人群的现实要求与自我期待。

《〈中国大百科全书〉青少年拓展阅读版》正是在这样的期待中应运而生的。本套丛书依据《中国大百科全书》（第一版）及《中国大百科全书》（第二版）内容编选，在强调知识内容权威准确的同时力图实现服务的分众化，为青少年拓展阅读提供一套真正的校园版百科全书。丛书首先参照学校教育中的学科划分确定知识领域，然后在各类知识领域中梳理不同知识脉络作为分册依据，使各册的条目更紧密地结合学校课程与考纲的设置，并侧重编选对于青少年来说更为基础性和实用性的条目。同时，在条目中插入便于理解的图片资料，增加阅读的丰富性与趣味性；封面装帧也尽量避免传统百科全书"高大上"的严肃面孔，设计更为青少年所喜爱的阅读风格，为百科知识向未来新人的分享与传递创造更多的条件。

百科全书是蔚为壮观、意义深远的国家知识工程，其不仅要体现当代中国学术积累的厚度与知识创新的前沿，更要做好为未来中国培育人才、启迪智慧、普及科学、传承文化、弘扬精神的工作。《〈中国大百科全书〉青少年拓展阅读版》愿做从百科全书大海中取水育苗的"知识搬运工"，为中国少年睿智卓识的迸发尽心竭力。

本书编委会

2019 年 9 月

目录

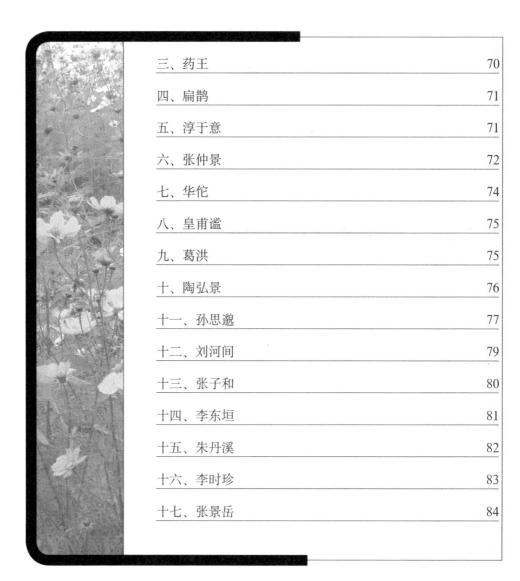

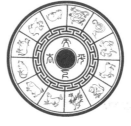

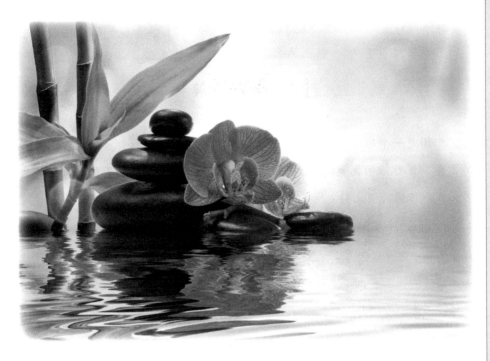

第一章　博大精深　传统医学

　　中医学，是中国的传统医学，是中华民族在长期医疗实践中逐渐形成的具有独特理论风格和诊疗特点的医学体系，是至今仍然屹立于世界科学之林的传统学科。

　　中医学的发生与发展，除取决于实践参验外，还与中国传统文化倡导宝命全形以贵生的系统思维方式、哲学思想等关系至为密切。中医理论的探索方法与解释依据的独特性，也蕴蓄了其特色，逐渐形成一批原创性的医学发现和医学发明，如藏象、经络、针灸等理论和医疗技术，并不断比益增附，直到现在还有效地指导临床实践。中医学是一条不断发展的历史长河，是历史的延续性与创新性的辩证统一。中医学在历史上为保障中国人民的健康做出了重要贡献，在世界许多国家中亦越来越受到重视。

[一、起源与发展]

中国是一个地域广阔、历史悠久的国家。早在原始社会，先民为了生存的需要，医疗活动就随之而产生。由于人们生活的地理环境不同，采取的生产方式也不同，因此引发出多种形式的医疗活动。

《黄帝内经》（以下简称《内经》）中的《素问·异法方宜论》写道：砭石从东方来，毒药从西方来，灸焫从北方来，九针从南方来，导引按蹻从中央出。说明古代流传下来的医疗方法是中国各族人民的经验汇集。中华民族所聚集生长的地理空间跨度广大，在不同的地域有不同的生产和生活方式，亦有不同的文化类型。古代除以农业社会文化为主外，尚有草原游牧文化、森林狩猎文化、河海渔业文化等。不同的文化创造出不同的医疗技术，运用不同的药物资源，导致中医学的民族和地区差异性，由此而形成不同的地方流派，这是中医学具有丰富的实践经验和多样化理论学说的原因。就其学术层面而言，也具有多样性和复杂性的特点。中医学与传统文化、科学技术乃至经济发展，都有密切的联系。中华民族久远的历史也是铸就传统医学丰富多彩的原因之一。在中国，远在百万年前已有人类生存，他们在生产和生活中，须同疾病和伤痛进行斗争，从而产生了医疗救助实践。火的使用，使人类得以熟食，驱寒保暖，同时有一定的防湿作用，也使灸治以及其他借助温热作用的治疗得以施行。在新石器时代，中国先民们就用砭石作为治疗工具。现存古书《山海经》中有"高氏之山，其下多箴石"的记载，箴石就是砭石。1963年在内蒙古多伦头道洼石器时代遗址出土了中国第一枚新石器时代的砭石，之后又在各地出土了多枚砭石以及用于医疗的骨针、竹针，以及铜器和铁器时代的铜针、铁针、金针、银针，说明针灸技术发展到现在使用钢针已经历了漫长的历史时期。《淮南子·修务训》说，神农氏尝百草，一日而遇七十毒。《史记补·三皇本纪》有神农尝百草，始有医药的记载。说明药物的发现，是与原始人的植物采集及其农业生产密切相关的。在新石器时代中期的仰韶文化时期，人们过着以农业为主的定居生活，酿酒就开始了，龙山文化时期已有专门的酒器，在殷商文化中则发现更多的酒器。酒的一大用途就是治病。《汉书》以酒为"百药之长"。上述事实都表明，中医源自于先民生存和生产劳动的需要，在中华文明的悠久历史中生产、生活的需要决定和孕育了中医学的发生与发展。

中医学在漫长的发展过程中，历代都有不同的创造，涌现了许多著名医家，出现了许多名著和重要学派。3000多年前的殷商甲骨文中，已经有关于医疗卫生以及10多种疾病的记载。周代，医学已经分科，《周礼·天官》把医学分为疾医、疡医、食医、兽医四科；已经使用望、闻、问、切等客观的诊病方法和药物、针灸、手术等治疗方法；王室已建立了一整套医务人员分级和医事考核制度，《周礼·天官》记载："医师上士二人，下士二人，府（药工）二人，史二人，徒二人，掌医之政令，聚毒药以供医事。"春秋战国时代，涌现许多著名医家，如医和、医缓、长桑君、扁鹊、文挚等。《内经》等经典著作面世，是中医学理论的第一次总结。秦汉时代，已经使用木制涂漆的人体模型展示人体经络，这是世界最早的医学模型。临床医学方面，东汉张仲景在他所著的《伤寒杂病论》（简称《伤寒论》）一书中，专门论述了外感热病以及其他多种杂病的辨证施治方法，为后世的临床医学发展奠定了基础。外科学也具有较高水平。据《三国志》记载，东汉末年名医华佗已经开始使用全身麻醉剂，酒服"麻沸散"进行各种外科手术，其中胃肠吻合术是华佗所擅长的。据《史记·扁鹊仓公列传》记载，西汉初的名医淳于意（又称仓公）曾创造性地将所诊患者的姓名、里籍、职业、病状、诊断及方药一一记载，谓之"诊籍"，是现知最早的临床病案，其中包括治疗失败的记录和死亡病例。从魏晋南北朝到隋唐五代，脉诊取得了突出成就，晋代名医王叔和在前代著作《内经》《难经》"独取寸口"诊法的基础上，进一步总结，使之规范化，并归纳了二十四种脉象，提出脉、证、治并重的理论。这一时期医学各科和专科化已渐趋成熟。针灸专著有西晋皇甫谧的《针灸甲乙经》，方书的代表著作有晋葛洪的《肘后备急方》，制药方面有南北朝（一说唐代）雷敩的《雷公炮炙论》，外科有南北朝龚庆宣的《刘涓子鬼遗方》，病因病理专著有隋代巢元方的《诸病源候论》，儿科专著有隋唐之间的《颅囟经》，唐代苏敬等著的《新修本草》是世界上第一部药典，唐代还有孟诜的食疗专著《食疗本草》、蔺道人的伤科专著《理伤续断秘方》、咎殷的产科专著《经效产宝》等。此外，唐代还有孙思邈的《千金要方》和王焘的《外台秘要》等大型综合性医书。从晋代开始，已经出现由国家主管的医学教育，南北朝的刘宋时代曾有政府设立的医科学校。隋代正式设立太医署，这是世界上最早的国立医学教育机构。宋金元时期，随着经济文化的发展以及国家对医学和医学教育的重视，宋政府创设校正医书局，集中了当时的一批著名医家，对历代重要医籍进行收集、整理、考证、校勘，出版了一批重要医籍，促进了医学的发展。宋代除有皇家的御药院外，还设立官办药局、太医局、卖药所与和剂局等，推广以成药为主的"局方"。宋代由太医局负责医学教育，各府、州、县设立相应的医科学校；太医局初设九科，后扩为十二科。在针灸教学法方面也有了重大改革，北宋时王惟一于天圣四年（1026）著《铜人腧穴针灸图经》，次年又主持设计制造等身大针灸铜人两具，在针灸教学时供学生实习操作，对后世针灸的发展影响很大。唐朝曾把一些寺庙辟作疠人坊，对麻风病人进行隔离治疗，这相当于现代的传染病院。宋代已经有各种类型的医院、疗养院，有专供宫廷中患者疗养的保寿粹和馆，供四方宾旅患者疗养的养济院，收容治疗贫困患者的安济坊等。明代中叶的隆庆二年（1568）之前，北京已经有医学家创立的世界上最早的学术团体"一体堂宅仁医会"。该会由新安医学家徐春圃创立，有明确的会款、会规，除开展学术交流外还曾组织编撰百卷的《古今医统大全》。中医学最早的学术期刊《吴医汇讲》于清乾隆五十七年（1792）创刊，由江苏温病学家唐大烈主编。该刊

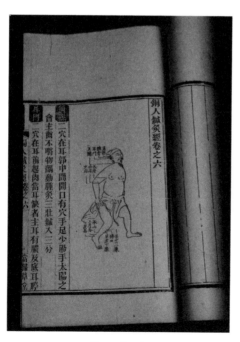

《铜人腧穴》

发行近 10 年，每年一卷，有理论、专题、验方、考据、书评等栏目。这些学术团体和期刊的出现促进了中医的学术交流，表明中医这门学科在古代已形成较为完备的体系。

　　在中医学的创新和继承中，学派蜂起，竞相争鸣，贯穿于理论发展的历史长河中。先秦时期，中医学按主旨和发生曾有"三世医学"，即先后有用针、用药和重切脉的《黄帝针经》《神农本草》和《素女脉诀》三个派别。汉代，针灸和切脉合而为一家，称为医经学派，重用药物和方剂者发展为经方学派。《汉书·艺文志》记载当时有医经七家、经方十一家。医经学派后来仅存《黄帝内经》（简称《内经》）一书，后世围绕此书的诠释发挥形成重视理论的一派。经方学派旨在对经验方的整理和运用，在魏晋隋唐乃至宋代以后，各朝代都有大量的方书传世。对《伤寒论》的研究，自宋代起涌现出一大批致力于伤寒学术研究的医学家，他们传承发挥而成为伤寒学派。金元时代的一些医学家们，敢于突破经典的定论，围绕个人的专长阐发理论，并自立门户，其中著名的有"金元四大家"，刘河间创主火论，张子和重攻邪，李东垣重补脾，朱丹溪倡滋阴。金元四大家等因地域和师承又可分为两大派。刘河间及其继承者张从正、朱丹溪等人，因刘河间系河北河间人，故其学派后世称为河间学派。李东垣师从河北易水人张元素，又有张元素门人王好古、李东垣弟子罗天益等人，皆重视脏腑用药和补益脾胃，这一派人因其发源地而被称为易水学派。明至清代，温病的研究达到了成熟阶段，其中一批影响较大的医学家，如著《温热论》的叶天士、著《温病条辨》的吴鞠通、著《温热经纬》的王士雄等，被称为温病学派。从明代开始，在西方医学传入中国以后，中国传统医学和传入的西方医学，在相互碰撞、交流、融合中，产生了中西医汇通学派，涌现出一批著名医学家，如唐容川、恽铁樵、张锡纯、张山雷等人。他们主张"中西医汇通"和"衷中参西"等，该派兴办学校，创办医学刊物，传播中西医学思想，曾领风骚数十年，并成为当代中西医结合的先行者。历史上各中医学派，总是在继承基础上不断创新而发展起来的，各学派此伏彼起，连绵不断，各派中又有不同的支派。例如对于《伤寒论》原创问题的研究方面，有错简重订派和维护旧论派；河间学派在新安江流域又演为新安学派；易水学派中有由"温补四家"的薛己、赵养葵、李中梓、张景岳等人组成的温补学派；温病学派中又有吴又可、戴天章、余师愚等人的瘟疫派，叶天士、吴鞠通的温热派和薛雪、王孟英的湿热派等。各学派间经常争鸣，如伤寒与温病学说之争，河间与易水学派之争，丹溪之学与"局方"之争等，促进了学术的进展和学派发展，由学派发展为新学科，新学科奠定以后又不断勃发出新的学派。如此学派和学科的相互演进，形成了中医学体系继往开来的发展过程。

[二、对象及特点]

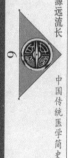

中医学独特理论体系的建立，在很大程度上取决于它的研究对象。中医学以维护人体健康长寿、预防疾病、调节心身为研究对象。医者即是"治病之工""上工治未病"，同时还要指导调养心性。正如汉代医学家张仲景在《伤寒论·序》中所说："上以疗君亲之疾，下以救贫贱之厄，中以保身长全，以养其生。"由此目标而确立的医学行为即是"医乃仁术"。中国历代医生非常重视医德修养，中医医德要求医生济世施术、恒德慎医和谦虚善学等，古代医家多以德艺双馨而立身。从战国时扁鹊行医的"随俗为变"，汉代苏耽的"橘井济民"，唐代孙思邈的"大医精诚"，数千年来延绵承续，不断发扬光大，成为良好的医德传统。

中医学的理论和实践经数千年的发展，形成了完整而系统的医学体系。这是中华民族的祖先在对人体、自然、心理等进行长期思索和在防治疾病的实践中创造出来的。其内在特质与中华民族的传统思维和传统文化有机地融汇在一起，这是与西医学的本质区别。中医学理论体系有以下几个特点。

有机论人体观 中医学的有机论人体观是中国古代有机论自然观的重要内容之一，特点是着重事物的整体性和联系性、动态性和自发性等，研究事物内部和事物间的协调和协同，认为天地和人等自然界万物之间有着复杂的内在联系。有机论人体观包括整体观、恒动观和阴阳稳态观等。①整体观认为，人体是一个有机整体，人和自然环境也是一个有机整体，人是自然的一部分，中医学称之为"人与天地相应"或"人与天地相参"。这是中国传统哲学"天人相应观"在中医学中的体现，其中有统一性、完整性、联系性和系统性的蕴义。人体的整体观指人体的形体结构是统一的整体，其脏腑、肢体乃至五官九窍间密切联系，互相协调，共同组成了有机的整体。就其基本物质而言，精、气、血、津液构成脏腑器官功能活动的物质基础，并运行于全身。就其机能活动而言，生理活动与心理活动是统一的，中医学称之为神形合一。人与外界环境的统一性，指人体健康和疾病，与天文（太阳、月亮和星体）、地理（地势、干湿）、季节、气象乃至社会环境之间都有一定的关系。人体的各种结构互相联系，并有不同的层次，构成一个系统的人体。②恒动观，以运动、变化和发展的观点去审视生命、健康和疾病等生命现象和医学问题。《素问·六微旨大论》说"动而不息"是自然界的根本规律，也是生命的根本规律。从阴阳理论中阴阳间的对立、转化、资生、制约关系，五行理论中木、火、土、金、水之间的相生、相克，到脏腑气机理论中的升、降、出、入关系，都贯穿着恒动观念，这也是中国传统哲学思想在中医学中的体现。以《周易》《老子》为先源的中国传统哲学，对"易"和"变"的恒动，有精辟的论述，并影响着整个民族的思维方式。③人体健康与疾病的正常和失常的阴阳稳态观认为，人与自然界都以气为本，气的一分为二即阴阳，阴阳二气的运动形成世界万物，阴平阳秘的稳态是为健康，否则是病态，即"一阴一阳是为道，偏阴偏阳谓之疾"。有机论人体观还重视人体时间结构。在中华民族传统思维中，时间和历史观念强于空间观念。人体的生命过程是由时间结构和空间结构组成的，时间结构由生命活动过程、节律和周期等组成；空间结构指的是形体、器官、骨骼、肌肉等。中医学在对人体生命研究中，有一定的解剖生理知识以体现对空间结构的了解，并成为发展医学的基础，但对人体时间结构的研究则至为深入，并提出了关于阴阳终始、四时气化、脏气法时、病遇节发等有关理论，同时还提出了"因天时而调

7

博大精深 传统医学

血气"等一系列养生和治疗原则。

理论的独创性　在中医学理论体系中，有很多与西医学相同或相近的知识，这表明人类在与疾病的斗争中，有共同的智慧。但是，中医植根于中国传统文化土壤之中，创造出针灸、中药、方剂以及气功等医疗保健方法，有独特的医学发现，如发现了人体经络现象、人体器官的功能和自然节律相应的脏气法时现象、人体的整体结构完整地表现在局部的生命全息现象，以及对诸多证的认识，如阴虚证、阳虚证、气滞证、血瘀证等和各种舌象、脉象的诊断意义等。又因研究对象、视角和思维方式的不同，中医学创立了很多异于西医学的理论和学说，包括藏象学说、经络学说、阴阳五行学说、气血学说、五运六气学说等。除中药和方剂的运用外，尚有以针灸疗法为代表的多种医疗手段和技术，是翘卓于世的医学发明。这些理论创造和医学发明，构成了中医学独特的理论体系，直至目前仍实践于临床，并远传国外。

辨证论治　辨证论治是中医临床的操作体系，包括辨证和论治两大方面，即分析、辨别疾病的证候而确立治疗原则和方法。在中国古代的逻辑学方法中，其

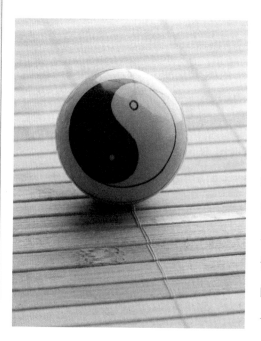

辨证逻辑远较形式逻辑发达，临床医生由于重视对具体病情的分析而发展了辨证。另一方面由于恒动观念和对人体时间结构的重视，中医临床既有"病"的概念，又有"证"的概念且更重视之，因为"证"是某一阶段的病理功能状态。对"证"的重视，进而发展了辨证论治。辨证论治是从证和病着眼，既包含对病的分析，又强调因时而异的证的特征；既重视疾病的"本"，又考虑病证的"标"；由于整体观念，在诊治疾病分析病证时，

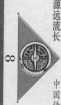

还要考虑人体与外界环境之间相互作用的关系，要因时、因地、因人而异处方用药，即"三因制宜"。把理、法、方、药融汇运用，有时在深入把握辨证的前提下，论治时又可以"同病异治"和"异病同治"。辨证论治的灵活运用，堪称一门艺术，其中包含着丰富的辩证法思想，是中国古代科学哲学在医学中的独特运用。

[三、主要内容]

中医学包括基础理论、临床诊治、预防养生三大部分，这三部分构成了中医学完整的理论体系。

基础理论 中医学的基础理论是对人体生命活动和疾病变化规律的理论概括，是临床医疗和保健防病的指导思想。主要包括阴阳、五行、运气、藏象、经络等学说，以及病因、病机、诊法、辨证、治则治法、预防、养生等内容。阴阳是中国古代哲学范畴。人们通过对矛盾现象的观察，逐步把矛盾概念上升为阴阳范畴，并用阴阳二气的消长变化来解释事物的运动变化。中医学运用阴阳对立统一的观念来阐述人体上下、内外各部分之间，以及人体生命活动同自然、社会环境之间的复杂联系。阴阳对立统一的相对平衡，是维持和保证人体正常活动的基础；阴阳对立统一关系的平衡失调和破坏，则导致人体疾病的发生发展，影响生命的正常活动。

五行学说，用木、火、土、金、水五个哲学范畴来概括客观世界中的不同事物属性，并用五行相生相克的动态模式来强调事物间的相互联系和转化规律。中医学主要用五行学说阐述五脏六腑间的功能联系，以及脏腑失衡时疾病发生发展的机理，也用以指导脏腑疾病的治疗。

运气学说又称五运六气，是研究和探索自然界天文、气象、气候变化对人体健康和疾病的影响的学说。五运指木运、火运、土运、金运和水运五个运季的气候循环。六气则指一年四季中风、寒、暑、湿、燥、火六种气候因子。运气学说根据天文历法参数推算年度气候变化和疾病发生规律。对于运气学说，历代医家都有着不同的观点。有人肯定运气学说提出的规律和推演格局，也有人持否定态度。

藏象学说，主要研究五脏（心、肝、脾、肺、肾，包括心包时称六脏）、六腑（小肠、大肠、胃、膀胱、胆、三焦）和奇恒之腑（脑、髓、骨、脉、胆、女子胞）的生理功能和病理变化及其相互关系。五脏属阴，主要功能是藏精气；六腑属阳，以消化、腐熟水谷，传导排泄糟粕为主要功能。脏与脏、脏与腑、腑与腑的功能活动之间，还存在着相互依存、相互制约的关系。藏象概念还包括体内精、神、气、血、津液等，这些既是脏腑功能活动的物质基础，又是脏腑功能活动的产物。脏腑功能正常，这些生命要素也就充足旺盛；若其因病而损伤，则脏腑的功能也会失常。

经络学说与藏象学说密切相关。经络是人体内运行气血的通道，有沟通内外、网络全身的作用。十二经脉、奇经八脉以及与之相连的络脉，分别联系不同脏腑，各具特殊的生理功能。在病理情况下，经络系统功能发生变化，会呈现相应的症状和体征，通过这些表现，可以诊断体内脏腑疾病。还可用针灸、推拿等方法调整经络气血运行，以治疗脏腑躯体疾病。

病因学说主要研究有关疾病发生与发展的原因和条件。治病首先要辨明病因，也只有明确病因才能有针对性地进行预防。中医学强调整体观，强调人体内外环境的统一以及体内各脏腑间的功能协调。疾病的发生发展，其根本原因在于上述

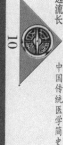
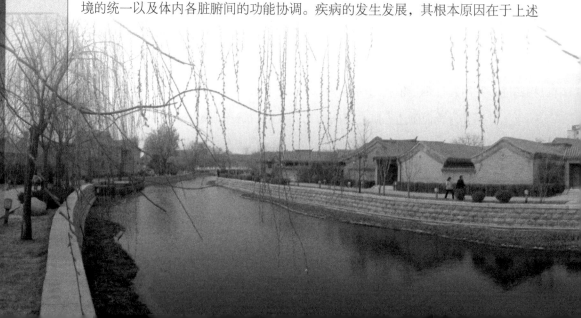

统一协调关系的失常，也就是正气和邪气交争过程的表现。正气是机体防御致病因素侵袭、防止疾病发生发展的能力，邪气是可以造成疾病发生发展的致病因素。致病因素包括外感六淫、内伤七情和饮食劳倦等，它们在正气不足的情况下，都可以导致疾病的发生。正邪相争，双方的力量对比是决定疾病的发生发展和病程演变的基本机制。在临床上扶助正气，祛除邪气，是治疗疾病的重要原则。由于中医多是通过疾病的证候表现推断病因，故又有"审证求因"之说。

　　临床诊治　中医学的主要诊治原则是辨证论治，在辨证的基础上制定治疗方针，并进而选择具体的药物或非药物疗法。但辨证之前必须深入了解病情，这就要依靠诊法。诊法指望、闻、问、切四种诊察疾病的方法，简称"四诊"。为达到辨证准确，强调四诊合参，全面诊察，综合分析。问诊，意在了解症状、掌握病程、探寻病因，是掌握动态情况的主要途径。切诊中的脉诊则最具中医特色，有时对判断病情和指导治疗起决定性作用。

　　辨证是临床诊治的核心部分。通过四诊取得临床资料后就要认真分析判断，辨别疾病的原因、性质、部位、阶段、邪正盛衰以及发病机制变化。这样得出的综合性结论便是"证"，是进一步决定治疗方针和对策的主要依据。中医学通过长期的临床实践，已总结出八纲辨证、脏腑辨证、病因辨证、六经辨证、卫气营血辨证、三焦辨证等多种辨证方法。其中有的具有普遍意义，有的主要是针对特定类型的疾病。掌握这些方法进行正确辨证，才能制定合理的治疗方案，取得预

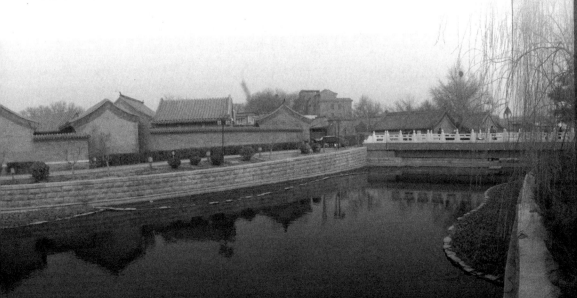

期的疗效。

治则治法指治疗原则和在其指导下的具体治疗方法。治病求本是中医治疗的基本法则，许多其他法则都是建立在它的基础上。根据对"证"的正确判断，对相同的疾病可以采取不同的治疗方法，对不同疾病可以采取相同的治疗方法，这便是同病异治和异病同治的法则。而用"寒者热之，热者寒之，虚者补之，实者泻之"的原则来调整阴阳，扶正祛邪，是最常用的方法，称正治。中医学强调鉴别疾病的本质和现象，分析病证的主次先后、轻重缓急，乃有"急则治其标，缓则治其本"的法则。中医学还重视个体差异以及时令地域对疾病的影响，于是又有"因人因时因地制宜"的法则。

在具体治法方面，中医学有着更为丰富的内容。汗、吐、下、和、温、清、消、补等八法是基本治法。八法不仅概括了药物方剂的主要功能，对针灸、推拿等非药物治疗也有一定的指导意义。

药物以天然药（包括植物、动物和矿物的药用部分）为主。各种药物中，以草药最多。所以古代药学著作都被称为"本草"。汉代时的经典著作《神农本草经》载药 365 种。历代药物数量不断增加，据 1997 年出版的《中华本草》记载，现有中药达 12807 种。中药的药物知识来自临床实践，具体应用的效果也要通过实践来验证。在中医基础理论的指导下，通过长期用药实践已总结出四气五味、升降浮沉和归经等药物理论，用以指导临床用药。

临床药物治疗的主要形式是方剂，就是根据君、臣、佐、使等配伍原则，将相关药物综合成方，用以加强药效，便于临床应用。

针灸包括针和灸两部分。针主要是针刺人体经络腧穴，灸是以燃烧艾绒熏灼腧穴部位的皮肤或病患部位，目的都是治病保健。其作用主要是疏通经络脏腑气血运行，调和阴阳，扶正祛邪，消除疾病以达到恢复正常的功能状态。针灸治疗也遵循辨证论治法则，根据疾病与脏腑、经络的关系，以及疾病的寒热、虚实、阴阳、气血等不同证候，选取穴位，以不同的补泻方法，或针或灸，才能取得较好的疗效。

推拿又称按摩，是用特定的手法在人体的体表进行按压推摩，用以疏通经络，流畅气血，调整脏腑功能和滑利关节，从而消除疾病，保健强身。推拿的理论，也是以阴阳五行、气血津液、脏腑经络为基础，常用推拿部位即经络腧穴。除医生根据病情操作外，常人也可以自我按摩作为保健养生之法。

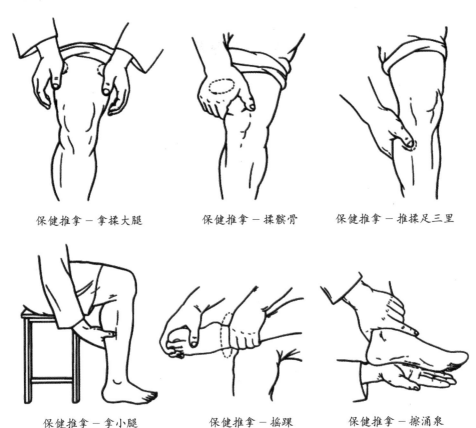

保健推拿－拿揉大腿　　　　保健推拿－揉髌骨　　　　保健推拿－推揉足三里

保健推拿－拿小腿　　　　保健推拿－摇踝　　　　保健推拿－擦涌泉

　　预防养生　中医学推崇未病先防和既病防变。《内经》早就提出"不治已病治未病"的预防思想。历代对疾病预防有很多措施和经验，包括锻炼体质、讲求卫生、预防免疫等内容。五禽戏、太极拳、针灸导引按摩以及人痘接种术等，都是行之有效的方法。养生又称"摄生"，旨在通过自身的调摄达到防病治病、延年益寿、身心健康的目的。中医养生由整体观出发，讲求人体与环境的和谐与宝命全形，重视身心的交互影响，强调对时令地域的顺应，而且特别注意生活调理和体质锻炼，以扶助自身正气。养生的具体方法，大致包括养护精神、调节饮食、起居有常、劳逸结合、药物调养、针灸调理和医疗体育（如五禽戏、太极拳、武术）等内容。

［四、中医学派］

在中医学中由于学说师承不同所形成的群体和派别。这种因学术主旨不同而形成不同的学派，是中医历史发展中极为突出的医学现象。

一般说来，一个学派的形成应具备三项条件：一是有一个或几个有影响有威望的学术领头人，也就是宗师，例如伤寒学派的宗师是张仲景、河间学派的宗师是刘河间等。二是有一部或数部反映这派观点的传世之作，并保持该学派的研究方法和学术风格，例如医经学派以《内经》为主导著作，围绕脏腑经络、病因病机、养生、治则等展开研究。三是有一大批跟随宗师（包括私淑）的弟子，他们本身也必须是具有一定学术水平的医学人才，例如易水学派的开山鼻祖是张元素，其弟子有李东垣、王好古等人。

在中医药发展史上，学派的形成有一个过程。春秋战国时代，百家蜂起，形成争鸣之势，医学是这股文化洪流的一个重要分支，受主导文化思潮的影响，因立论的学术宗旨不同，研究的角度、方法与手段的不同，以及研究者的哲学观念、所处地域环境的不同而有不同的医疗方式和学术见解，形成用针、用药和重切脉的三大派。西汉时代已汇合为医经和经方两大派别。其中，针灸和切脉者并为医经一派，重视使用药物方剂者则发展为经方派。《汉书·艺文志》明确记载，当时有医经七家，经方十一家。东汉末年，医学家张仲景治疗外感热病卓有疗效，以六经辨证，在理论上奠定了辨证论治的基石，著成《伤寒论》一书，以后其学术络脉承传，成为一大学派。宋代科技发达，儒学打破了汉代经学定于一尊的局面，始有门户之分，这成为中医学家突破意识的前提，形成了金元时期医学家的争鸣局面。《四库全书总目提要》把这种儒学和医学的相关变迁现象称为"儒之门户分于宋，医之门户分于金元"。在金元时期有被称为"四子学派"的四大医家，即刘完素（即刘河间）、李东垣、张子和、朱丹溪等人，他们各有所长，刘完素创立火热论；李东垣师承于张元素，主补脾，著《脾胃论》；张子和立论邪之法而主攻下；朱丹溪则撰著《阳有余阴不足论》《相火论》而创立了滋阴学派。此四大家，据其师传和地域，又可概括为以刘完素为代表的河间学派和以张元素、李东垣为代表的易水学派。明清一些医家，在治疗外感热病方面有所创新，在病因上从热立论，提出了卫气营血辨证及三焦辨证方法，由叶天士、吴鞠通、王孟英等一批医学家，发展成为温热学派。清末民初，西医学传入中国以后，有一批中医学家如王宏翰、朱沛文、唐容川、张锡纯等，主张中西医学汇聚而沟通之，而衍成汇通学派。该派虽然历时较短，但提倡取长补短，在一个时期他们办刊兴学，起到传承中医的作用，又成为中西医结合的先导。

中医学派是在实践中不断创新而产生的，各学派都有自己的风格和特长，明代王肯堂在《明医杂著》中就曾说："外感法仲景，内伤法东垣，热病用河间，杂病用丹溪，一以贯之，斯之大全矣。"中医的学派有明显的继承性，大的学派像医经学派、伤寒学派，能够千余年一代一代继承发展下去而不衰，甚至传到国外，例如在日本流传有伤寒学派和丹溪学派医学。一个学派群体的发展创新能力是个人能力的高倍放大，而且通过学派间的学术争论扩大了认识的广度与深度。例如伤寒学派与温病学派间的争论，河间学派与易水学派之间的争鸣，以及丹溪之学与宣和局方之争论等，促使各学派的认识能力进一步放大，各学派不断吸收他派之长，互相渗透交叉，此起彼伏，汇流成干，形成中医学继往开来的一条长河。

医经学派　致力于基础理论方面研究的一派。《汉书·艺文志》叙述医经家时说："医经者，原人血脉、经络、骨髓、阴阳、表里，以起百病之本，死生之分，而用并箴石汤火所施，调百药齐和之所宜，至齐之得，犹慈石取铁，以物相使。"汉代时曾有医经七家，其代表著作有：《黄帝内经》《黄帝外经》《扁鹊内经》《扁鹊外经》《白氏内经》《白氏外经》《白氏旁经》，但仅有《黄帝内经》一书承传下来。它从脏腑、经络、病机、诊法、治则、针灸、制方等方面对人体的生理活动、病理变化，以及诊断治则等进行了系统而综合的叙述，《内经》从此成为中医学理论的基础。历代均有研究《内经》、发挥《内经》的医学家及其著作，主要有：梁代全元起著《内经训解》；唐代杨上善著《黄帝内经太素》，王冰著《素问释文》；宋代林亿等著《素问释文新校正》；元代滑寿著《读素问钞》；明代吴崑著《素问吴注》，马莳著《黄帝内经灵枢注证发微》与《黄帝内经素问注证发微》，李中梓著《内经知要》，张景岳著《类经》；清代张志聪著《素问集注》《灵枢集注》，沈又彭著《医经读》等。

经方学派　重视运用经验方的一派。《汉书·艺文志》说："经方者，本草石之寒温，量疾病之浅深，假药味之滋，因气感之宜，辨五苦六辛，致水火之齐，以通闭解结，反之于平。"中医学从用单味药物发展为组合成复方治病，在先秦时代就已经很普遍了，1972年湖南长沙马王堆汉墓出土的医书《五十二病方》，即是先秦时代的经方著作。前人在长期医疗实践中，为了不断提高疗效，很重视经验的积累和搜集，如《孔丛子》一书所载："夫三折肱而后为良医，梁丘子遇虺毒而获瘳，虑有与同疾者，必问所以已之方焉，众人为此之故各言其方，欲售之以已人疾也，凡言其方者，称其良也，且以参据所以已方之优劣也。"《汉书·艺文志》载有经方十一家，其中包括《汤液经法》《泰始黄帝扁鹊俞拊方》《妇人

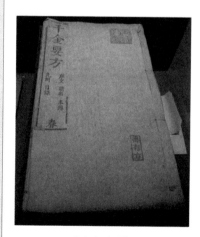

《千金要方》

婴儿方》《金创瘛疭方》等，说明西汉时代，经方已成一大派别。经方学派在六朝和唐代成为主导学派，当时著名医学家都有经验方的著作。例如，六朝有陈延之的《小品方》、阮炳的《阮河南药方》、范东阳的《范汪方》、葛洪的《肘后方》、释僧深的《僧深药方》等。唐代经方家三大著作有甄权的《古今录验方》、孙思邈的《千金要方》、王焘的《外台秘要》等。北宋的三大经方家有陈师文的《太平惠民和剂

局方》、许叔微的《普济本事方》、严用和的《严氏济生方》等；因经验方的盛行，北宋徽宗也曾主持编纂《圣济总录》二百卷，所集有效方剂约2万首，其搜集之富是空前的。元代有危亦林撰著的《世医得效方》。明代有朱橚撰集的《普济方》。清代著经验方的传人仍不绝如缕。

伤寒学派　围绕东汉名医张仲景所著《伤寒论》，探讨张仲景论治伤寒（古代外感发热性疾病的总称）的学说和辨证论治规律，以及研究张仲景本人、《伤寒论》版本流传的一批医学家。

自汉末张仲景著《伤寒论》以来，历史上对它研究的有四五百家之多。该书最早的编次者是晋代的王叔和，他尤其重视从治法研究《伤寒论》。唐代医学家孙思邈晚年才得见张仲景的著作，他在六经分类条文的基础上，又采取突出主方，以方类证的办法整理《伤寒论》，以利临床验用。同时他认为

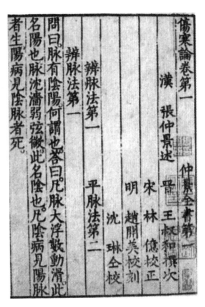

《伤寒论》

凡疗伤寒，不出三方三法的范围，希望以简驭繁把握《伤寒论》的精髓。但当时张仲景的医著、医术并未广泛流传。《伤寒论》广泛传播并得到深入研究始于宋代。

北宋校正医书局校正的《伤寒论》为学者提供了定本。整理者之一的林亿，率先提出《伤寒论》113方、397法之说。宋代的朱肱、韩祗和、许叔微、庞安时等，均有著述，各抒心得。例如朱肱《类证活人书》认为，《伤寒论》的六经，就是足三阳、足三阴六条经络，这种以经络论六经的见解最先触及了《伤寒论》六经实质这一重要问题。在这一时期，《伤寒论》研究厥功甚伟的是金代的成无己。成氏《注解伤寒论》，首次博引《内经》诸说，以释仲景辨证施治的道理，开引经析论、以经解经的研究法之先例。

至明末,不仅研究《伤寒论》的学者倍增,而且在伤寒学派中又分成许多流派。明代学者治《伤寒论》强调学仲景非拘执其"方",而是致力于阐扬他的"法",也就是辨证施治的原则。为了不走因循旧时随方衍义的旧套路,便于阐发《伤寒论》的精华,明末的方有执推出了"错简"说,认为通行的《伤寒论》年代久远,简编错乱,虽经王叔和编次,仍存在不少人为的错乱,因此他提出了自己的重订编次主张。他在《伤寒论条辨》中,削去《伤寒例》,把卫中风、寒伤营、营卫俱中伤风寒立说,并作为仲景原书要旨,其实与孙思邈的三方三法名异而实同。清初喻嘉言附和"错简"说,将方有执的主张又演为"三纲鼎立"说,即"冬月伤寒"为大纲,伤寒六经中以太阳经为大纲,太阳经中又以"风伤卫、寒伤营、风寒两伤营卫"为大纲。喻嘉言更重视"法"的整理,在方有执《伤寒论条辨》基础上,订正伤寒397法。此后张璐、吴仪洛、程应旄、章楠、周扬俊等,更从而和之,后世称这一派学者为"错简重订派"。他们对王叔和、成无己持非议态度,引起了另一些医家的反对。例如,明末清初张遂辰及其弟子张志聪、张锡驹与错简派针锋相对,认为王叔和、成无己所做的编次注释工作均有助于仲景的《伤寒论》;该书皆仲景原文,绝非错简,不主张随意取去重编;在阐释仲景方法上张氏及弟子亦多有心得。清末陈修园基本上同意这种观点,故现代多称他们为"维护旧论派"。

在《伤寒论》六经的实质及如何更好地归纳《伤寒论》精义方面也有不少争议。如宋代朱肱曾以六经为经络,清代汪琥在《伤寒论辨证广注》中响应:"伤寒之病,必传经络,仲景分六经,不出'灵枢'经脉。"因此他对六经证候从经络角度予以增删。属于维护旧论派的张志聪和属于错简派的黄元御,在六经的实质上看法倒是一致的,即以六气来分析六经,以脏腑来联系六气。清代的柯韵伯对朱肱的六经为经络之源也持有异议。他认为六经是"经界之经,而非经络之经",且反对喻嘉言的三纲鼎立说及397法的划分,主张按方类证,如有关桂枝汤的各条文统归桂枝证。其后徐大椿亦仿而行之,谓仲景著书不过是随证立方,本无一定次序可言,于是他以桂枝汤等12类汤,来归类《伤寒论》中记载的113方,从而形成以方类证派。与以方类证不同的是以法类证，代表人物是清代的钱潢和尤在泾。尤氏《伤寒贯珠集》不像其他伤寒家那样拘泥于条文字句，而是另辟蹊径，以正治、权变、斡旋、救逆、类病、明辨、杂治、刺法这八法来概括三阳篇，谓诸法如珠，贯通全论。此外，沈明宗、包诚等则主张分经类证。伤寒学派中的学术主张争奇斗艳，各派通过争鸣，从不同角度对《伤寒论》的理论构架、六经实质、辨证方法、论治精髓等进行了讨论，从而大大提高了中医临证水平，活跃了医家辨证论治的思路。

河间学派　因创始人刘完素系河北河间人而命名的学派。刘完素生于宋金对峙时期的北方金国，以阐发火热病机，善治火热病证，著《素问玄机原病式》《宣明论方》《素问病机气宜保命集》《三消论》《伤寒标本心法类萃》《保童秘要》等学派开山之作。其学派内又有张从正与朱丹溪等人，不仅继承了河间之学，又有自己的创新而卓越成家，后人甚至将张从正、朱丹溪与刘完素、李东垣并列，称金元四大家或四子学派。

以刘完素为代表的河间学派，是以阐发火热病机为中心内容的一个医学流派。开始于研究外感病之火热病机，继而演变为研究内伤之阴虚火旺病机。它促进了中医学病机学说的发展，亦为后来温热学派奠定了基础。

刘完素的火热学说思想，渊源于《素问·热论》和《素问·至真要大论》病机十九条。火热论的主要论点是"六气皆能化火"说。临床运用则分为表里二证，火热在表，则用辛凉、甘寒之法以汗解；火热在里，则用承气诸方以下解；表里俱热，则用防风通圣散、凉膈散以两解之。自完素以后，讨论火热病的理法方药乃自成体系，成为火热论派。

直接承传完素之学的有穆大黄、马宗素、荆山浮屠，浮屠传之罗知悌，罗知悌传之朱丹溪，丹溪传之赵道震、赵以德、虞诚斋、戴元礼、王履、刘叔渊等人，而以朱丹溪最著。私淑完素之学的有张从正、葛雍、镏洪等，以张从正的影响最大。张从正虽言"风从火化，湿与燥兼"，临床亦多采用完素所制诸方，但不都强调"兼并同化"。而谓凡非人体所自有以致病者，不论其为火热与否，概属邪气。主张祛邪务尽、攻邪从速，而倡汗吐下三法以攻邪之说。三法亦分表里，在表汗之，在里或吐或下之，特别是用吐法有得心应手之妙。说明从正师河间而又发展了河间之学，便成为攻邪论者的宗师。

朱丹溪为刘完素的再传弟子，受到完素火热论的启示，发挥为"阳有余阴不足"之说，变六淫之火邪，为内伤之火热。所谓"阳有余"，乃指相火之易于妄动而言，相火妄动，则阴精易伤，是为"阴常不足"，于是提出养阴泻火之法。这使河间之火热论一变而为滋阴说，对后世的影响极为深远。纵观河间学派，刘完素、张从正、朱丹溪是该派最具代表性的三大家。其火热论、攻邪论、养阴论三家立说有相通之处，各有发明，各尽其妙用，皆足资取法。

易水学派　易水学派肇始于金代，因创始人张元素是河北易县（金之易州）人而被称为易水学派。该派以张元素著《洁古珍珠囊》《医学启源》《洁古家珍》，李东垣著《脾胃论》《兰室秘藏》《内外伤辨惑论》，罗天益著《卫生宝鉴》等为代表。该派传人及私淑者还有王好古、薛己、李中梓、张璐、赵献可等名家。易水学派与河间学派之间既有学术争鸣又互相尊重，成为中国医学史上的美谈。

以张元素为代表的易水学派，以研究脏腑病机及其辨证为中心内容。元素之学，先后传于李东垣与王好古，李东垣之学传于罗天益。私淑李东垣的学者，有薛己、张景岳、李中梓诸家。赵献可又私淑薛己。传献可的学者，有高鼓峰、董废翁、吕晚村诸人。张璐对薛己和张景岳二家之学均有所承受。李中梓之学一传沈朗仲，再传马元仪，三传尤在泾。易水学派的师承关系，大体如此，而以张元素、李东垣、张景岳、薛己、李中梓、赵献可六大家最著名。张元素在《灵枢》《素问》《中藏经》的脏腑辨证基础上，结合自己的临证实践，以脏腑的寒热虚实论点来分析疾病的发生与演变，探讨脏腑的虚实病机，在当时的诸医学家中是最有成就的。在制方遣药方面，又发明性味归经和引经报使之说，实不愧为一代宗师。李东垣创立"内伤脾胃，百病由生"的论点，以脾胃为元气之所出，相火为元气之贼，"火与元气不两立，一胜则一负"，因而发明升阳泻火和甘温除热的用药法度，后世称之为补土派的先导者。张景岳理论上属医经学派，临床则信服张元素、李东垣之学，倡"阳非有余，阴常不足"论，制左归丸、右归丸、左归饮、右归饮诸名方，而为阴阳两补之巨匠。薛己为明代一大临床家，学术思想渊源于张元素、李东垣，同时又遥承王冰、钱乙之说，而重视肾中水火，因而临床多脾肾并重。李中梓重视先后二天，既酷似东垣，又酷似景岳。赵献可虽私淑薛己，而对肾命水火说，独具匠心，提出"两肾各一寸五分之间"为命门，并对六味丸、八味丸大加阐发，广泛应用，以肾命概括脾胃，又与薛己的学术思想略异。王好古师事张元素、李东垣，而于阳虚的三阴证独有发挥。易水学派还特别留心于精气虚损一面，尤以脾肾虚损最为突出。其临证治疗，多偏于温补，故时人称之为温补学派。

温病学派　研究温病学而演成的学术流派。温病指起病较急，热象较盛，传变较快，容易化燥伤阴的一类外感热病，包括风温、温热、温疫、温毒、春温、暑温、伏暑、湿温、秋燥、温疟、伏气温病等。温病的研究是在"诸医以伤寒法治之不效"的前提下，经实践积累、理论升华而发展起来的。其代表人为叶天士及薛雪、吴鞠通、王孟英等，代表作有《温热论》《湿热条辨》《温病条辨》《温热经纬》等。因温病范畴也属于外感热病，但又与伤寒有所区别，故温病学派在崛起时就有着学术上的争论。温病学家主要研究温病特有的传变规律、察舌验齿等诊断手段和辨证方剂等。但温病学说的理论还不仅限于治疗温病，对杂病辨治也有一定指导价值，温病学派把中医学理论推上了一个新的台阶。

金元时期的河间学派在温病发展史上占有重要地位。自刘完素倡"热病只能作热治，不能从寒医"之说后，其门人马宗素《伤寒医鉴》、镏洪《伤寒心要》、常德《伤寒正统》都对此大加阐扬，认为治热之法唯表里二途，力主寒凉药物发表攻里的优点，从而形成"寒凉派"。此后，元末明初王履在《伤寒溯洄集》中，亦提到温病"感天地恶毒之气"，"温暑及时行寒疫、温疟、风温、温毒、温疫等，决不要以伤寒六经诸病通治"。此时对外感热病诊治通行的说法是："外感宗仲景，热病用河间"，表明外感伤寒和温热病的治疗已逐渐分离。事实上河间学派是温病学派的先驱。

明代末年，温热病流行，诸医用伤寒治法不效，这一新问题促进温病学说在理论上取得突破性的进展。吴又可在实践基础上，指出当时流行的是温疫，而非伤寒，按疫施治，大获奇效。于是他撰成《温疫论》，提出温疫是戾气所感。他对戾气所入之门（口鼻）、所受之处（客居膜原）及特殊的传变途径均有论述。主张温疫与伤寒应严格区分，治法当以疏利（疏达膜原）和分消（祛邪逐秽）为要务，还提出温病下不厌早，汗不厌迟，总宜顾存津液为原则。这些主张给后世温病学家以很大的启发。此后清初的戴天章，以吴又可之论为基础，详言温疫病状，以分辨气、色、舌、神、脉等诸方面来区别温疫与伤寒，其治法则有汗、下、清、和、补五法。清代乾隆年间，瘟疫又复流行，当时余师愚认为温疫乃运气之淫热，内入于胃，敷布于十二经所致。因此他创制清瘟败毒饮，重用石膏，泻诸经表里之火，对斑疹的辨析亦有说明。这一时期，研究温病的学者逐渐增多，学者们对温热病的病因、症状已有一定的认识，但在其病机理论上尚未能统一，还缺乏更明晰的研究。

清代中叶以后，医家对温病的认识进一步提高。其中核心人物有叶天士、薛雪、吴鞠通、王孟英等。临床大师叶天士提出，新感温邪，上受犯肺，逆传心包。又提出肺主气属卫，心主血属营。他把温邪进入人体的病理过程分为卫、气、营、血四个阶段，提出卫之后方言气，营之后方言血；邪在卫，可汗解，在气乃可清气；初入营分，还须清气透营，即入血分，方可凉血散血等一系列辨治温病的见解。他的言论反映在由其弟子整理的《温热论》中。卫气营血的辨证体系从此确立。此外，叶氏在察舌、验齿、辨斑疹白等方面也有许多卓见。与叶氏同时的薛雪，对温热病之一的湿病，在病因、病机、病证、治法等方面亦有专题系统认识，进一步完善了温病学说。

此后对温病学说发展做出贡献的还有吴鞠通、王孟英等。吴鞠通在深研叶天士医案基础上，结合自己的心得，写成《温病条辨》，为系统论述温热证治之始。他按温热病的传变情况，自上而下地划分为上焦、中焦、下焦三个阶段，建立了三焦辨证纲领。三焦辨证实质上结合脏腑来讨论病位、病势，揭示了温病病程中脏腑病机之间的联系和影响。他将清络、清营、育阴三法作为治病的大法，总结出了桑菊饮、银翘散等一系列与治法相适应的名方，从而确立了温热学派包括病因、病机、诊断、治疗在内的理论体系。王孟英对温热学派的贡献主要体现在《温热经纬》一书中。此书汇集温病名家学说最多，以《内经》《伤寒论》为经，叶天士、薛雪诸家论说为纬，广征清代温病学家之论，附以王氏自家评议，淹贯各家之长，不抱门户之见，对温热学说的总结及普及起了较大的作用。温病的研究至此则进入了成熟时期。

汇通学派　清末民初主张将中西医学汇聚沟通的一派医学家。在此主旨下，有试图从理论上汇通者；有在临床上中西药物综合使用者；也有主张借以改进中医或中医科学化者，因他们对中西医为不同理论体系尚缺乏深入了解，致使该派的学说和实践只展现于一时，没能流传下来。但因该派的学者们在一个时期内，致力于兴办学校，创立期刊，意在通过接受新知，取长补短发展中医，在当时的历史情况下，也起到了培养中医人才和传播中医学术的作用。此外，汇通学派还成为其后中西医结合的先声。

中西医汇通思潮是在 19 世纪中后期西洋医学大量涌入中国而逐渐形成的。西方列强获得自由出入中国各通商口岸的特权后兴办了一些医院、医学校、药厂，传入包括基础医学和临床医学在内的各种西医书籍，吸收留学生，派遣传教医士来华。两种医学体系的思维方法、理论体系和研究方法的迥异，必然给传统医学的发展前景带来影响。由于不同的动机、不同的方法，中西医汇通派又有着不同的思潮和方法，在汇通的进程上也有不同的深度和广度。

有一派的思潮认为中医传统的体系是一个完善的系统，是优于西医的体系。但是，他们又不能不承认西医体系中有些值得学习的内容，而学习这些东西，主要是为了保持住中医固有的体系，不至于湮没在西洋医学浪潮的冲击之中。这一派的主要代表是唐容川。他虽然也说过"西医亦有所长，中医岂无所短"的话，希望"不存疆域之见，但求折衷归于一是"，但他认为中医已超越了解剖学的阶段。这种汇通是比较初级的，甚至可以说是貌合神离的。

另一种思潮则认为，中西医这两种体系各有长短，需要互相学习，互相吸收对方的优点，这样才能使中医学继续发展和提高，达到一个新的阶段。也有人认为可以贯通两者之长，形成一个新的体系。这种思潮在中国近代医学发展史上占主导地位，代表人物有朱沛文、恽铁樵、杨则民和张锡纯等人，他们都不同程度地深入学习了西医的知识。

朱沛文主要从生理和解剖学的角度出发，认为两个体系各有短长，"各有是非，不能偏主，有宜从华者，有宜从洋者。大约中华儒者精于穷理而拙于格物，西洋智士长于格物而短于穷理"。他反对"空谈名理"，重视"察脏腑官骸体用"，主张把二者结合起来。但他的汇通还没有深入到临床应用阶段。

恽铁樵对西医做了较深入的学习、研究，从理论上阐明了中西医汇通的重要意义。他一方面在著作中与全盘否定、消灭中医的谬论开展论战，维护中医的生存权；另一方面又主张"欲昌明中医学，自当沟通中西，取长补短"，"吸取西医之长，与之化合，以产生新中医"，认为这种中医是一种"不中不西，亦中亦西"的医学。代表作有《群经见智录》《生理新语》《脉学发微》等。

张锡纯不仅从理论上进行中西医学汇通的尝试，更进一步从临床上，尤其是中药与西药的结合方面身体力行，付诸实践，创制出一些中西药结合的治疗方剂。他的代表作是《医学衷中参西录》。杨则民《内经哲学之检讨》则主要从哲学的高度探讨中医理论之提高、中西医辨证和辨病之互通。

汇通派的理论，形成了近代中医发展史上一股强劲的、不容忽视的潮流。近代中医学者大都自觉或不自觉地卷入这股思潮中。

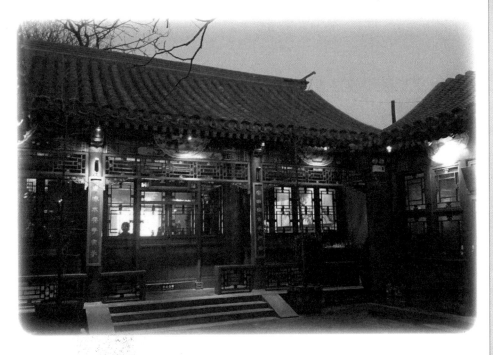

第二章 积厚流光 生机勃勃

中医学是 5000 年中国传统文化的组成部分，其独特的基础理论体系在 2000 多年前已具雏形，在长期的临证实践中积累了丰富的诊疗经验和独特的治疗方法，并产生了近万种医药书籍，建立了一系列医事管理和医学教育制度。受不同历史时期的政治、经济、哲学思想、科学技术以及医疗中的新问题的影响，中国传统医学的发展有着独特的历程和内在规律。

［一、医药起源和早期医疗保健活动］

医药起源 人类的医疗保健活动是和生产、生活实践紧密相连的。依靠古代的传说和现代的考古发现，可以知道中国传统医学在没有文字的远古时期已经发源。

古代传说常把医药保健的发明归附于某些神话人物。这些神话人物实际上是某一历史阶段的原始人群的化身。例如传说是"燧人氏"（约一两万年前）发明钻燧取火，从而改变了食物结构，使先民们免于进食生冷食物引起肠胃损伤。事实上，考古发掘证实，四五十万年前的"北京猿人"虽还不能钻燧取火，但已学会了使用天然火。又如传说"有巢氏"为了避免野兽侵害，构木为巢，居住在树上，后来又发展到建造房屋，使居住条件日渐符合安全和卫生的要求。传说中的医药始祖是神农氏和伏羲氏，他们分别是早期畜牧业和原始农业时期的代表，距今约有 5000 余年。传说神农（或伏羲）亲自品尝植物和泉水，以寻求安全的饮食物，并在此过程中认识了某些药物。这就是通常所说的"神农尝百草，始有医药"和"医食同源"。

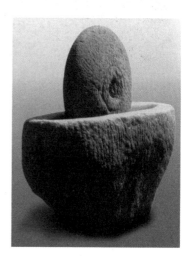

据 2000 多年前多种文献记载，古代常用砭石作为治疗器具。砭石是具有锐利边缘或突起的打制石器。这本是石器时代的生产工具，当它被用来刺激或切开人体某一部位，达到治疗目的时，人们称之为砭石。为保证砭刺的安全有效，砭石逐渐向制作精细、形态多样发展。考古发掘

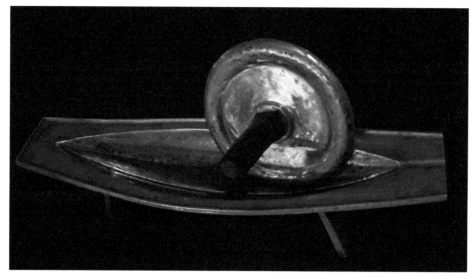

源远流长

中国传统医学简史

已发现了多种古代的医用砭石，如 1963 年内蒙古多伦旗头道洼新石器时代遗址中出土了一枚磨制石器，长 4.5 厘米，两端分别为半圆形刃和锥形，可用于切开或针刺。砭石用于治疗，一般被视为中医针刺疗法工具和外科手术工具的起源。此后随着生产力的发展，砭石逐渐被金属制成的针具或刀具取代。

早期医疗保健活动　中国传统医学的最早文字资料可见于甲骨卜辞。甲骨文是刻在龟甲兽骨上的文字。今存的甲骨卜辞可以反映殷代武丁时期的许多医学知识和医学活动。甲骨文中，殷人对人体表面构造的认识已比较具体，并记有 20 余种疾病的名称以及关于生育、梦的内容。随着社会的发展和医疗经验的积累，人们对自然和疾病有了较多的认识。在春秋战国时期，已出现了不少真正的职业医生，如医和、医缓、扁鹊等。他们的医学见解和治疗活动已见于史书记载。《诗经》《山海经》《尚书》《周易》等古典著作中，已散在地记载了当时有关疾病、病因、药物及其他疗法的知识。《周礼》中已列出"医师"，宫廷有了初步的医事管理制度，医学分工已初步形成。

先秦时期的卫生保健也有较大的进展，尤其是公共卫生工程。在殷墟遗址和郑州商代遗址的考古发掘中，均发现有用以排除积水的地下陶水管。齐国的故城临淄（今属山东）探明有纵横十条交通干道，均配备有完整的排水系统，设计精巧，规模宏大，为世界古城排水系统所罕见。河南登封发掘的战国阳城遗址中，发现一套陶水管道设施，其结构类似现代城市的自来水系统。先秦的文献中还记载有水源的选择、井水的防污染及清洁措施、室内除虫灭鼠、室外除草清扫以及驱逐狂犬以防狂犬病等卫生预防知识。个人卫生方面则提倡养成洗脸、洗手、洗足及沐浴的习惯，并认识到沐浴对治疗的意义。出土的殷代文物中已有壶、盂、勺、陶槎、头梳等全套盥洗用具。注意饮食卫生，提倡良好的进食习惯被作为养生的重要方面之一。此外，调节情绪，谨慎起居，运动身体（导引、按摩等）也被作为预防疾病的重要手段。

［二、基础理论体系的建立］

春秋战国时期，中医对人体的解剖、病因病理、疾病的诊治等方面的认识已有长足的发展。现存最早的医书中已经将经脉系统化（马王堆汉墓医书），药物和针灸等外治法积累了一定的经验。战国时期诸子蜂起，形成了百家争鸣的局面，各种流派的哲学思想十分活跃，从而为医学家建立理论体系提供了思想武器，一系列医学理论著作应运而生。《内经》《难经》是此类著作的仅存者。它们不仅记录了先秦以来的医疗实践经验，而且引进了哲学中的某些概念，用以贯穿医学多方面的进展，构成中医初步的基础理论体系。哲学思想和医疗实践的结合促进了具有中医特色的基础理论体系形成于 2000 多年以前，这一体系的哲学理论非常显著地超越了当时的临床实践水平，因而此后它充分地在理论上指导着中医临床医学的发展。

阴阳五行　阴阳、五行是先秦哲学的两个名词。阴、阳作为中国哲学的一对范畴，被广泛用来解释自然界两种对立的和相互消长的物质势力。阴阳交替又或被看作是宇宙的根本规律。因此，医学中引进阴阳，不仅方便归纳某些孤立的现象，

组织结构	阳	阴
大体部位	上部、头面、体表	下部、腰腹、体内
背腹四肢	背部、四肢外侧	腹部、四肢内侧
脏腑经络	六腑、手足三阳经	五脏（心包）、手足三阴经
五脏部位	心、肺	脾、肝、肾
五脏功能	心、肝	肺、脾、肾
每一脏腑	心阳、肾阳、胃阳……	心阴、肾阴、胃阴……
气血津液	气	血、津液

人体脏腑组织结构的阴阳属性

也为解释其中的变化提供了依据。《内经》中肯定了"阴阳者，天地之道也"（《素问·阴阳应象大论》）的思想，把阴阳视为万事万物产生、发展和变化的普遍规律，因此，"阴平阳秘"（《素问·生气通天论》）则反映人体正常的生理状态，阴阳不平衡则是产生疾病的根源。治病的根本意义就是调整阴阳。作为一个总纲，阴阳被广泛用于归纳邪正、盛虚、脏腑、经络、脉色、寒热、气味、表里等众多不同层次的医学内容，沟通了解剖、生理、病理、诊断、养生、治疗等许多方面。

五行是日常生活中习见的五种物质（木、火、土、金、水），战国时的某些思想家企图用它来说明世界万物的起源和多样性的统一。此后五行学说又进一步发展，增添了五行相生相克、循环终始的内容。《内经》中引进五行学说，将五行与脏腑、情志、季节、味、色等相配属，并以此来说明人体脏腑器官之间相互依存、互相制约的"生克"关系。《内经》中已完全系统化的经络学说，是早期的经脉知识与阴阳五行学说、脏腑学说相结合的产物。经络的周而复始，运行气血，内连脏腑，外络肢节，使人体内外器官和各种生理功能形成一个完整的有机体。借用阴阳五行而建立起来的脏腑经络学说成为后世中医理论的核心。

天人相应　先秦时期的哲学在讨论天人关系时有多种观点。《内经》中结合医疗实际，提出"人与天地相应"的论断，强调人与生存环境的密不可分的关

相生　——→
相克　-----→

五行生克图

自然界								五行	人体				
五音	五味	五色	五气	昼夜	五化	五季	五方		脏腑		五官	形体	情志	五声
角	酸	青	风	平旦	生	春	东	木	肝	胆	目	筋	怒	呼
徵	苦	赤	暑	日中	长	夏	南	火	心	小肠	舌	脉	喜	笑
宫	甘	黄	湿	日西	化	长夏	中	土	脾	胃	口	肉	思	歌
商	辛	白	燥	日入	收	秋	西	金	肺	大肠	鼻	皮毛	悲	哭
羽	咸	黑	寒	夜半	藏	冬	北	水	肾	膀胱	耳	骨	恐	呻

五行分类表

系。这一思想尽管也有把天地和人体外部形象作牵强比附的不足一面，但其积极意义在于把四时气候、地理环境和人体健康紧密相连。可见，中医早期的理论体系中既把人体内外看成是一个有机联系的整体，又把人与自然看成是一个统一的整体。这种整体观正是中医理论的基本特点。

在今存的《内经》《难经》中，还广泛讨论了疾病预防，具体疾病的病因、病机及诊断、脉学、治则、药性理论、方剂配伍原则、腧穴、针刺方法等理论内容，总结了秦汉以前的诸多医学成就，同时又为后世临证治疗提供了启示和理论依据。中医基础理论形成于秦汉，这是中国医史中具有划时代意义的大事，推动了此后在理论指导下的中医临床各方面的发展。

［三、医疗实践的发展］

在先秦很长一段历史时期内，中医的临证医学基本上处于朴素的经验阶段。现代出土的马王堆汉墓医书、武威汉代医简以及散见于史书中的材料表明，战国末期至秦汉，临证经验大量积累并逐渐形成辨证论治的某些原则。东汉末张仲景的《伤寒杂病论》是中医临证医学的里程碑，它反映了辨证论治原则已然确立，标志着临证医学发展到了一个新阶段。与此同时，药物、方剂、针灸、诊断、病源等方面的研究也蓬勃发展起来。

伤寒　伤寒是一类外感热病的总称。张仲景的《伤寒论》（《伤寒杂病论》的伤寒部分）系统地总结了东汉以前的诊治伤寒的理论和经验。该书以六经分证论治，其六经与《素问·热论》一脉相承。六经辨证即以六经（太阳、阳明、少阳、太阴、少阴、厥阴）为纲，辨析伤寒不同阶段的证候，把疾病发生发展与脏腑经络相联系，综合认识其证候的本质属性，进而制定治法。后世所谓的"辨证论治"即脱胎于《伤寒论》六经篇目（如"辨太阳病脉证并治"）。这种临床诊治方法已跳出了经验医学的窠臼，因此它对后世医家的影响，已不限于治疗伤寒。《伤寒论》中选用的方剂，大多配伍严密，主治明确，疗效显著，因而被后世尊为"众方之祖"（或称经方），对方剂学发展影响深远。围绕着《伤寒论》及伤寒的研究，形成了中国医史上的伤寒学派（或经方派），为提高中医临证水平做出了巨大的贡献。

杂病　杂病是对立于伤寒而言的一类疾病。从其专著《金匮要略》（张仲景《伤寒杂病论》的杂病部分）所含疾病名目来看，主要是内科病，也含有少数外科、伤科、妇科疾病。张仲景对杂病的辨证论治展示了东汉以前丰富多彩的杂病诊治经验，其选方大多药味精炼、疗效显著，与伤寒方同享盛誉，并称经方。《金匮要略》中的病因分类及脏腑辨证法等对后世内科临证影响深远。书中涉及多种治疗方法和药物剂型，丰富了临床治疗学的内容。北宋以后，对《金匮要略》的研究和注释著作达数十种。

医方　医方是药物治病的具体表现形式，包括有现称方剂的内容，古有伊尹创制汤液（早期医方的一种称呼）的传说。现存最早的方书是马王堆汉墓的《五十二病方》，多数医方为经验实录，无方名。《汉书·艺文志》已载录方书11家，274卷。《内经》中已提到君臣佐使和七方（大、小、缓、急、奇、偶、复）的组方原则，但现知直到《伤寒杂病论》，方剂的组成和运用才与辨证立法紧密结合起来。医疗实践是不断产生新方剂的主要源泉。东汉以后，经验医方积累又有了长足的发展。晋代葛洪《肘后方》、南北朝陈延之《小品方》等多种医方书，记载了大量的民间经验方，在治疗范围和所用药物方面超过了《伤寒杂病论》所载。临床各科的医方专著也不断增多。唐代的《千金要方》《千金翼方》《外台秘要》等大型医方书，广泛收集各类医方，按专科或疾病等类编排。此后几乎每隔一段时期，都会有以汇辑医方为目的的大型医方书出现，如宋代的《太平圣惠方》《圣济总录》，明代的《普济方》等。在某些综合性医书或药物书（如《本草纲目》）中也常收有大量的方剂。

早期的方剂分类虽有《内经》"七方"、陈藏器"十剂"（宣、通、补、泻、轻、重、滑、涩、燥、湿）之说，但很少见于实际运用，多见的还是以病证类方，方便临证检用。明清时期，按功能归类方剂蔚然成风。明代张景岳的"八阵"（补、和、攻、散、寒、热、固、因）实际上也是功能分类的一种。明代施沛的《祖剂》采用以方类方之法，即选用"祖方"（多为张仲景方）来归类结构近似的方剂。金元以后，探讨组方原理（"方义"）的论述日渐增多，并有专著出现（如清代罗美《古今名医方论》）。金元医学争鸣，促进了在一定理论指导下创设新方的发展。方剂的来源越来越多地由经验医方转向理论医方。方剂作为药物疗法的实际应用形式，有着丰富的用药剂型。除了内服用药的丸散汤液等剂型外，还有多种多样的外用药法。清代吴师机《理瀹骈文》就是一部外治法专著，其中外用方药内容极为丰富。现存的数以万计的方剂是研究中医药物疗法理论和经验的渊薮。

本草　本草即中国传统药物学，因植物药使用较多而得名。先秦时期的药物知识散见于各种文献，医方书（如《五十二病方》）中也间或记载药物形态。汉代的《神农本草经》总结了秦汉以前的药物理论和经验，托名传说中的医药始祖神农而撰，成为中国本草发展的基础。此后以该书为内核进行补订，形成了中医本草的主脉。药品的数量逐代增长，《本草纲目》已载药 1892 种。汉魏时的早期本草，其内容均以性味功效为主，重在临床用药。南北朝陶弘景《本草经集注》以后，药学研究重点转向药物的种类鉴别和生产等方面。为此，唐宋两代先后举行了全国药物的调查，汇辑当代医学家、药农和民间用药、辨药经验。金元时期，《内经》中的药理原则与实际用药相结合，促进了中药理论体系化，药学研究的重点转移到理论探讨。明代李时珍把用药、辨药、药理糅合起来进行研究，从而把中国本草发展推向高峰。明清时期药学普及著作日渐增多。为了摆脱金元药理某些程式化的束缚，药学研究中出现了尊经（《神农本草经》）崇古的思潮，更多地注意返本求真，从早期朴素的用药经验中汲取营养。

中国药物的分类法众多。最早的三品分类（简单的功效分类法）首见于《神农本草经》。从南北朝《本草经集注》开始，按药物的自然属性（玉石、草、木、虫、兽、果、菜等）分类盛行，为此后主要本草文献采用。该书"诸病通用药"以病名类药，为临床用药提供了方便。药物分类思想常影响到具体药物的归属或各类药物的编排顺序。药物的编排顺序也受认识水平影响，如李时珍《本草纲目》按"从微至巨""从贱至贵"编排各类药，并认为人是最高贵的，故以"人部"为末。金元以后，药物分类已具备按药物性质（性味）、作用（功能主治）、作用部位（脏腑经络）、作用趋势（升降浮沉）、作用强度（猛将、次将）、药用部位（根茎花果）及所治疾病等多种分类法。《本草纲目》的二级分类（按自然属性）在古代最受人重视，科学性较强。

此外，围绕着药物的采种制用和理论探讨，又形成了许多专项研究（现代已发展成为中药的分支学科），产生了一些具有代表性的专著。如南北朝雷敩的《雷公炮炙论》是炮制学奠基之作；明代李中立《本草原始》是药材鉴定的代表作等。用药的种类和出产范围的不同，又导致了一些新的中药分支学科或专著的出现，如食物疗法就是选取兼有药、食功用的物品用于保健医疗。唐代孟诜《食疗本草》、元代忽思慧《饮膳正要》等都是食疗名著。地方本草专门反映某一局部区域出产或集散的药品。五代李珣《南海药谱》（即《海药本草》）、宋代王介《履巉岩本草》、明代兰茂《滇南本草》均为其佳作。在特定时代条件影响下，有时会出现一些别具一格的药学著作。如明代灾荒频仍，故寻求代食品的著作应运而生，明代朱橚《救荒本草》是其中佼佼者。

针灸　针灸在中国起源甚早，是其医学早期广泛应用的疗法。砭石被最早用于医疗，一直延续到战国时期，才逐渐被金属针取代。早期的金属医针有九种形状（即"九针"），作用各异，实际上包括针刺、外科、按摩等工具。悠久的历史、广泛的实践为针刺理论的形成提供了条件。马王堆出土的战国时经脉专著（《足臂十一脉灸经》《阴阳十一脉灸经》）中，讨论了十一条经脉，其中九条是从四肢末端走向躯干或头部，这反映经络的形成，可能与针

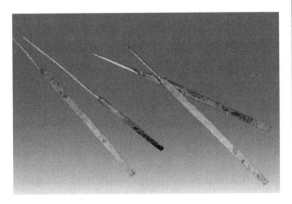

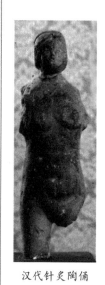

汉代针灸陶俑

刺四肢时产生循经感传现象有关，是来自针刺的医疗实践经验。此后《内经》及《难经》中对针灸治疗有相当丰富的论述（尤以《灵枢》为详），最有意义的是经络理论的体系化。主要经脉已发展为十二条，循行路线彼此衔接，形成循环体系。

经络学说建立后，立刻广泛用于中医生理、病理、诊断及多种医学分支学科的实际治疗，尤其是针刺疗法的理论基础。然而，在《内经》中提到的穴位并不太多（仅160个），经过秦汉三国的长期针刺实践，针刺的穴位研究日益增多。魏晋皇甫谧《针灸甲乙经》，收载穴位已达349个，并将针灸理论和治疗紧密结合，形成了针灸学完整的诊疗体系，促进了此后针灸学的深入发展。继经络的体系化、腧穴的丰富之后的一个重要学术问题是如何在人体准确地确立其位置，将经、穴规范化。因此，六朝以后这项工作深入开展。唐、宋两代，由政府组织专人从事经、穴考订工作。唐代朝廷在贞观年间，组织甄权等人校定针灸图书。当时的著名医家孙思邈用"同身寸"法（以本人肢体某特定部位的长度折算成计量单位以量取穴位的方法）度量人体以标定穴位，解决了因个体差异导致用普通量度单位定穴的困难。他又绘制了《明堂三人图》，用不同色彩显示经络腧穴在人体三种状态（正面、背面、侧面）的分布，用平面图表现立体各个侧面，方便直观认穴。宋代医官王惟一进一步考订了穴位（354个），增补各穴主治病证，撰成《铜人腧穴针灸图经》，由政府颁行，为经、穴规范化做出了巨大贡献。由王惟一主持铸造的针灸铜人，立体地表现了经络腧穴的位置，并进而将体表的经、穴标志与体内脏腑器官的相对位置直观地显露出来，成为当时最先进的标准针灸经穴模式和教具。尽管此后有关经络腧穴的研究仍在继续深入，但其成果和意义均远逊于唐宋。在针灸手法方面，明代取得了长足的发展。这时已在单式手法的基础上形成了20多种复式手法，并围绕手法等问题展开了学术争鸣。一些以文献资料丰富见称的针灸著作也相继问世。历代的"奇穴"（不从属于经络）得到了整理。清代以后，针灸新进展较少，实用的针灸门径书则流

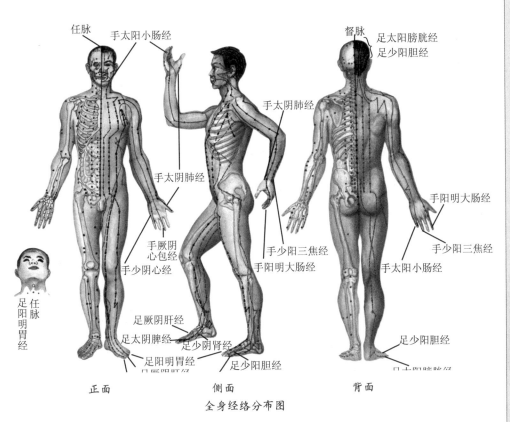

全身经络分布图

正面　　　　　　　　　侧面　　　　　　　　　背面

行海内。灸法的运用几乎和针法一样历史悠久，但传统的灸法长期使用的是艾炷烧灼灸，14 世纪开始兴起用艾卷温热灸法（所谓"雷火神针"），成为现在最盛行的灸法。

　　诊法　中国传统医学受古代技术条件的限制，长期以来，其诊断方法基本上是依靠医生的各种感官去寻求发现疾病的显现于人体内外的各种征象。现在常说的四诊（望、闻、问、切），在战国以前就已在实际运用。如扁鹊当时就是凭着"切脉、望色、听声、写形，言病之所在"。

　　切脉利用触摸人体浅表动脉的方法来测知体内的某些变化，一向为人所重。早期《内经》所载切脉法主要是遍身诊法，即在全身有多处诊脉部位。至《难经》则简化为"独取寸口"（桡动脉近腕处）。此后，这一简便的诊脉法沿用至今。晋代王叔和《脉经》集晋以前脉学之大成，将前人散在描述的脉象归纳为 24 种，记载其鉴别特点。下此以往，衍生出许许多多的脉学著作。其中六朝高阳生所撰《脉诀》（托名王叔和），以《脉经》为基础，再加改订，编为歌诀体脉学入门读物。该书对脉象进行了最初的分类，以七表、八里、九道统领 24 脉。此后，又有多种脉书，以《脉经》为依托，进行撮要、阐释或订补。南宋崔嘉彦在《难经》和《三因方》启迪下，创立了四脉（浮、沉、迟、数）为纲说，以四脉统 16 脉，是辨析和分类脉象的一次重大进展。受其影响，后世又出现六脉为纲、十脉为纲诸说，把脉诊研究推向纵深发展。南宋时已出现脉图，可见于许叔微、施发等人的脉书中。这些脉图（又叫脉影图），是将脉诊标准化、客观化的初步尝试。由于小儿诊脉很难反映真实病状，因此从唐代王超《水镜图诀》诊察小儿指纹以后，宋元医家对此又有了进一步发展，以借助望诊了解人体血脉情况。明清以后诊法最突出的发展是舌诊。自元代《敖氏伤寒金镜录》问世后，明清时期对舌诊的研究突飞猛进。舌诊形成了中医很有特色的诊断方法。清代汪宏的《望诊遵经》，则是对望诊的一次大总结。除此以外，中医诊法中还有其他一些成就，例如粪便检查方面，唐代王焘《外台秘要》引用《近效方》及甄立言《古今录验方》中以"小便甜"为诊断依据，以服药"得小便咸苦如常"为治愈标准。《外台秘要》引用《必效方》用帛浸黄疸病人的小便，逐日观察比较其沾染黄色的深浅，以判断疾病的进退。

　　病源　隋代以前中医对各种病证的认识已相当丰富。《内经》中就已讨论风、痹、疟、厥、癫狂等多种疾病，各种医方书中也有病证的记载。大量有关病证资料的积累导致在隋代产生了第一部专论病因及其证候的著作，此即巢元方《诸病源候论》。该书在规范病名、疾病分类、描述症状鉴别特征及阐析病因病机方面卓有成效。书中涉及内、外、妇、儿等各科病证，成为此后各科医书讨论病源的渊薮。历代大型医方书（如《千金要方》《外台秘要》《太平圣惠方》等），多采用《诸病源候论》的有关论述，作为归类医方、讨论治法的依据。此后的医学文献虽然再也没有出现像《诸病源候论》这样的论病专著，但讨论疾病病因、病机及鉴别诊断的内容仍可见于各科医书中。许多综合性医书的重心就是讨论疾病诊断（可见于《证治汇补》《类症治裁》等书）。

养生 又称卫生。研究如何在生活中趋利避害，以求健康长寿。中国养生术的一些基本方法在战国时期已经形成，如谨慎起居，注意饮食宜忌，重视精神修养，运动形体等。早期朴素的养生思想和行之有效的养生方法对后世有着深远的影响。但是受不同时代的哲学思想或社会风气的影响，历史上也曾出现过其他一些养生方法。晋代嵇康《养生论》、张湛《养生集要》、陶弘景（一说孙思邈）《养性延命录》等，辑录了大量的养生方法和经验，多数切实可行，为此后的养生术发展奠定了基础。中国的养生术受道家影响最大，佛教的传入为传统的精神修养等增添了某些思想依据或具体方法。宋元以后的养生书，更多地面向平民。如宋代陈直《养老奉亲书》是老年保健专著，元代李鹏飞《三元延寿参赞书》更注意日常起居中的保养法，而明代高濂《遵生八笺》则是明以前养生集成之作。明清以后养生在方法上已无多少新内容可见，但其实用性却大大加强。

临床各科 随着医学的发展，分支学科逐渐形成并分化日细。朝廷医事管理中的医学分科和学术上各科的建立虽然关系密切，但并不是同步发展的。《周礼·天官》分医学为疾医、疡医、食医、兽医四科，这种行政分工式的分科，其标准并不统一。疾医、疡医以所治疾病类型为据，食医是按治疗手段分科，兽医为治疗对象不同而设。同样以治疗手段为分科依据的针灸，在医学发展的早期，无论理论还是实践早已形成了专门学问，但其在医事管理制度中设科却晚至7世纪的唐代。兽医分工虽早，但在学术体系上始终未能完全建立起来。而现今常用的内科一词，在古代很少使用。作为临床分工，古代的疾医、体疗科大致相当于内科，但范围稍大。宋代的"大方脉"一科，则与今内科相当。然而在学术上，内科的建树与整个中医的理论实践成就很难截然划分，前述的伤寒、杂病、病源等，归于一科就很牵强。从学术体系角度来看，针灸形成专科最早，魏晋六朝以后，外科、妇产科、小儿科、五官科等先后建立起来。

外科在《周礼》的"疡医"分工中是治疗肿疡、溃疡、金伤和骨伤。唐宋以后，疡科和骨伤科（古有"接骨""正骨""折疡"等多种名称）或分或合。早期中医治疗外科疮疡的经验积累可见于战国医书中。马王堆汉墓出土的《五十二病方》就是外科治疗专书。《灵枢·痈疽》对外科常见疾患已有理论论述。现知最早全面总结外科知识的专书是经南北朝龚庆宣整理的《刘涓子鬼遗方》，其中含有丰富的治疗经验。古代外科的成就甚多，史书记载三国时华佗已能进行复杂的外科手术。据医书记载，隋代已能成功地进行肠吻合术、大网膜切除术等外科手术。东晋已见于记载的唇裂修补术在唐代继续发展。进行外科手术所必须解决的麻醉、止血、预防感染等重大问题在古代已有尝试并取得经验。药物麻醉是主要麻醉法。止血则采用结扎血管、烧灼止血等方法。此外，烧灼手术器具（或煮沸处理）、用酒清洁创伤局部是当时所能采用的清毒措施。虽然中国古代成功地施行了许多很有意义的外科手术，但解剖学的欠发达，麻醉、消毒、止血技术的不足，均限制了外科手术的深入发展。从事外科的医生大多数文化水平不高，技术水平多取决于经验，有较大的风险。因此，外科的手术疗法在整体水平上从隋唐的高峰状态逐渐下降。但中医外科内治法却从宋代开始有较快的发展，主要体现在内治理论有了新的总结。内治法的进步之处是强调外科病与人体的整体联系，所谓"外科必本诸内"（薛己）。宋代外科内治又分为"内消"（用消散药平复未化脓的肿疡）、"托里"（用扶助正气药托毒外出，以防毒邪内陷）等法，采用早期药物治疗防止化脓或疾病深入发展。宋代东轩居士（其姓氏不详）《卫济宝书》、陈自明《外科精要》等著作，在外科疾病的鉴别诊断、辨证施治、治疗方法上均有较丰富的论述。元代窦默《疮医经验全书》、齐德之《外科精义》对疮疡的内外治法又有所发展。此后，外科内治中又出现了"以消为贵，以托为畏"（明代汪机《外科理例》）、"痈以寒为内消，疽以热为内托"（清代祁坤《外科大成》）等更为细致的原则。清代王洪绪创用阳和汤治疗阴疽，成为用温热药治气血寒凝所致的阴疽证代表方。但是，主张内治痈疽的一派医家常走到另一个极端，王洪绪就是反对用手术排脓的代表人物之一。与此说相对立的主张是外科治疗仍须重视外治法。明代申拱辰《外科启玄》主张早期治疗当用手术，把手术作为根治某些外科证的重要方法。陈实功《外科正宗》在不排斥内治法的同时，特别强调

源远流长

中国传统医学简史

外治（外用药及手术）的重要性。不同学术见解的争论进一步丰富了中医外科的内容。对某些危害较广的外科病的研究，导致了一系列专著出现，如明代沈之问《解围元薮》是侧重治疗麻风病的专著，明代陈司成《霉疮秘录》是梅毒病专书，它们在治疗麻风、梅毒方面建立了一整套理法方药。

骨伤科在医事管理上，直到元代才从宋代的疮肿兼折疡科中独立为正骨科，但在学术上，骨伤科自成体系当在唐代，以蔺道人《理伤续断方》为标志。在此以前，骨伤科已有较长时期的经验积累。如晋代葛洪《肘后方》对骨折的处理办法已具有较高的水平，并采用了至今沿用不替的小夹板固定法；隋代《诸病源候论》中记载了粉碎性骨折的内固定法等。《理伤续断方》总结了唐以前骨伤科的成就，第一次全面论述了骨伤、脱臼的诊断和治疗方法。其中介绍的一些脱臼复位法（如肩关节脱位的椅背复位法等）相当合理。骨折复位方面既介绍了手法，又主张在必要时行手术切开复位。且指出夹缚固定时须预防"压疮"，在有效固定前提下应允许患肢适当运动。这种静中有动、动静结合的治疗原则对后世影响很大。骨伤科在元代有较大的发展，一般认为与蒙古骑兵连年征战有关。元代危亦林《世医得效方》中较多地反映了这一时期正骨的新成就，所载骨折诊断及闭合复位手法较前代更为丰富，并采用药物麻醉法以辅助正骨。书中记载的用悬吊复位法治疗脊椎和颈椎骨折脱位，是正骨手法的新进展。下此以往，中医正骨手法仍不断发展完善，但在手术切开整复方面，受时代局限，并没有取得较大的进展。

妇产科无论在理论还是临床实践上，都发展得比较早。《内经》中对妇女的解剖、生理、病理特点都有比较正确的描述，并谈到闭经、崩漏、癥瘕、不孕、子痫等多种疾病的诊治。战国时期已有专职妇科医生（"带下医"），据载名医扁鹊就曾在邯郸当过"带下医"。西汉初年宫廷中的妇产科医生称作"乳医"或"女医"。马王堆汉墓出土的《胎产书》是最早的产科专著，其中的"十月养胎"说，涉及妊娠各期的日常生活保健，由此而发展起来的"胎教"说，一般认为有利于优生。中医早期的妇产科，以重视产育为特点。张仲景《金匮要略》，依妇人妊娠、产后、杂病（月经、带下病等）为序，先论胎产。唐代昝殷的《经效产宝》，专论妊娠、产难、产后病。妇产科疾病的诊断和治疗，在隋唐之际，已经积累了相当丰富的经验。《诸病源候论》所载妇产科病症有283种之多。唐代孙思邈《千金要方》明确提出"妇人之别有方者，以其胎、妊、生产、崩伤之异"，这表妇产科在唐代已完全建立了其学术体系。但直到宋代，医事制度中才将产科（也含有妇科内容）独立出来。宋代妇产科发展形成了一个高潮，涌现了一大批妇产科专著，尤以产科著作为众。郭稽中《产育宝庆集》、朱端章《卫生家宝产科方》、无名氏《产宝诸方》、杨子建《十产论》，为当时产科专著之佳作。护胎、接生（包括胎位转正）技术已比较成熟。南宋时陈自明的《妇人良方大全》总结了前人妇产科成就，内容全面，辨证详明。如对癫痫、风痉、破伤风三症，以及乳痈、乳岩两病的鉴别诊断，都相当准确。书中也有不少治疗经验，如催产方中用兔脑（现知含催生素）等。一些治疗经验被归纳为治疗原则，如"大抵产前先安胎，产后先补益"等。《妇人良方大全》以其内容的系统、资料的丰富，成为中医史上一部承上启下的重要妇科著作。此后著名的妇产科著作大多从中汲取养料。宋元以后，妇科疾病的研究日渐增多。医学理论的争鸣为妇科临证增添了新的内容。明代的《证治准绳·女科》《妇人规》《济阴纲目》，清代的《傅青主女科》等，对妇科证治不断补充，并使之更加实用。产科发展则相对迟缓，但值得一提的是清末盛行的《达生篇》中，主张临产六字诀："睡、忍、痛、慢临盆"，对正常分娩有实际指导意义。

小儿科又称"少小科""幼科""小方脉"，其发展的前期，主要是研究小儿生理病理特点和寻求适合于小儿的诊断技术，后期则致力于解决小儿科特殊疾病的治疗问题。作为一种分工，"小儿医"在战国已经出现。汉代及南北朝时已有儿科专著，隋代《诸病源候论》中已提到有一部《颅囟经》（今佚）。但是大量有关小儿发育、生理病理特点的论述散见于各种医药书中，并未形成体系。如晋代王叔和曾指出小儿脉搏跳动的频率快于成人，并谈到"变蒸"是小儿生长发育中的正常现象。"变蒸"是指婴儿出生后的一年多时间之内周期性地出现身热、脉乱、汗出等症。变蒸说在唐以前崇信者很多，认为这是小儿长气血的表现，不可当作病变妄治。宋以后此说影响渐小，并出现了一些异议。关于小儿生理特点，中医现存最早的《颅囟经》（约唐宋之间出现的托名之作）中，提出小儿为"纯阳"之体的说法。此后宋代钱乙《小儿药证直诀》将小儿生理特点归纳为"脏腑柔弱，成而未全，全而未壮"，病理特点为"易虚易实，易寒易热"，成为此后儿科诊治的指导思想。钱乙在儿科理论和临证治疗方面的突出建树，使他被后人尊为"幼科之鼻祖"（《四库全书总目提要》）。他的儿科五脏辨证法对临床的指导意义已不限于儿科。作为医事制度的分科，唐代已有"少小科"，但在学术上完成学科体系并有一个长足的发展，则在宋代。这一时期的儿科疾病诊断已积累了不少经验。由于儿科的特点（俗称"哑科"），四诊中的问、切、闻诊运用较少，望诊则有其独特之处。唐代已肇始的小儿指纹诊法，钱乙的"面上证""目内证"等，大多是通过小儿稚嫩的皮肤、爪甲等，反映其体内气血变化。宋代小儿专著较多，并在南宋出现集大成的著作——刘昉的《幼幼新书》。该书对此前的小儿调护、体质及脏腑生理病理特点、诊断、儿科病症的诊治加以全面总结。宋以后，对儿科常见特有疾病的研究日益深入。在此以前，隋唐时期虽然已经对小儿四大证（麻、痘、惊、疳）有些记载，但深入讨论其病因病机，寻求有效治法，则是在宋代以后。宋代董汲《小儿斑疹备急方论》是第一部天花、麻疹的专著。明清时期痘疹专书则蜂拥而起，形成了专门的麻科、痘科。治痘经验的积累，产生了新的突破，这就是人痘接种术的发明。据传说宋真宗时峨眉神医曾施行过种痘术，但更可靠的记载是说人痘接种起源于明隆庆年间（1567～1573）的宁国府太平县（今属安徽）。多种文献记载证明中国至晚在16世纪已发明了种痘术，并迅速普及。清康熙皇帝肯定了这一预防法，并借助政府力量加以推广。人痘接种的选种育苗技术也不断改进。朱奕梁《种痘心法》说："其苗传种愈久，则药力之提拔愈清，人工之选炼愈熟，火毒汰尽，精气独存，所以万全而无患也。若时苗能连种七次，精加选炼，即为熟苗。"人痘接种很快外传。1688年俄国派人到中国学痘医。此后人痘陆续传到土耳其、英国、俄国、法国、印度、日本、美国等。英国的牛痘发明者琴纳（E.Jenner）原是一名种人痘的医生，他在1796年第一次施行牛痘术，为最终消灭天花开辟了道路。牛痘源于人痘这一史实表明，中医儿科的人痘接种这一杰出的科学发明，为世界医学发展做出了贡献。此外，明清时期在麻疹、白喉等危害小儿甚烈的一些传染病的治疗方面也有长足的发展。中医各种理论上的创新都为儿科诊治注入了新的养料。

中医眼科的理论特色在于把眼和体内脏腑紧密联系，从而建立一套辨证论治的体系。这一理论的基础在《内经》中已初步建立。《内经》认为五脏六腑之精气皆上注于目，并将瞳仁、黑睛、络（泛指内外眦及附近血管）、白睛、约束（泛指两睑及眼外肌）与肾、肝、心、肺、脾相配属。宋代相继出现了五轮八廓学说，究其本质，都是将眼的外部组织结构与体内脏腑相对应，用以寻求眼病的内因所在，指导临证用药。眼科在唐代属于"耳目口齿"科，至宋代始独立成科。但是眼科的临床专著，在南北朝已有多种。唐代的《龙树论》，被认为是眼科最早的专著。龙树是印度第三世名医。以他的名字命名的眼科书中有多少印度医学成分在其中，却因这些书亡佚而不可得知。宋代的《龙木眼论》，被作为医学校的教材，现在也已不存。现存的多种眼科书，多见于宋元以后，如约为宋元间人所集的《秘传眼科龙木论》、元代倪维德《原机启微》、明代无名氏《银海精微》、傅仁宇《审视瑶函》、清代黄庭镜《目经大成》等，都积累了丰富的眼病诊治内容。但这些著作中缺少像其他学科常有的奠基之作或集大成之作。散见于历代医书中的眼科临床证治知识也相当丰富。在眼病的诊断和治疗中，经验是占重要位置的。

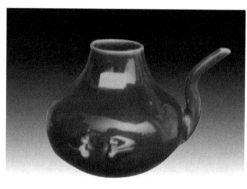

洗眼壶

现代医学凭肉眼能检查到的常见眼病，几乎都已见于古医记载。隋代《诸病源候论》描述的目蜡候（结膜蝇蛆症）、目肥候（相当于维生素 A 缺乏引起的毕脱氏斑）、雀目（夜盲症），明代王肯堂《证治准绳》描述的珠中气动证（有似眼底出血时的动态过程）等，都显示了当时眼证诊断的水平。在防治眼病方面，唐以前就已积累了相当丰富的经验。孙思邈《千金要方》中，系统归纳了丧明损目的各种原因。药物治疗眼病，是中医千百年来一直沿用不衰的手段。眼科用药的剂型也比较丰富。运用外治法治眼病，在魏晋至清代之间，有许多突出的成就。金针拨内障术在南北朝已经肇始。"金篦刮目"，见于佛经。印度眼医在唐代来中国施行针拨内障，具有相当高的声誉。唐代《外台秘要》记载了这一技术，反映当时对眼的解剖已有很高的水平。针拨内障技术在元明以后进一步发展，针拨工具、操作手法、进针部位、术后护理等均有改进。此外，眼科其他的手术也不断发展完善。唐代已经能安装木制义眼（假眼），元代改为瓷眼。宋代已发明了眼镜，如南宋赵希鹄《洞天清录》所载的叆叇，"老人不辨细书，以此掩目则明"。因此，丰富的诊治经验是中医眼科最可宝贵的财富。

中医治疗耳、鼻、咽喉、口齿疾患有着比较丰富的经验。唐代的医科中，设有耳目口齿分科。宋代分成耳目科和口齿兼咽喉科，后来又分化为耳科、口齿科、咽喉科。这些科目的设立，并不意味着它们已形成完整的学术体系。在理论上，中医将耳、咽喉、口齿均与体内脏器相联系，其有关解剖、生理的基本论述早已见于《内经》。在临证实践中，起主导作用的主要还是经验。在许多医书中，均记有相关的治疗方法。如《伤寒杂病论》中，就有好几个治疗咽喉疾病的处方，并已采用了滴耳、灌鼻、吹鼻等用药法。耳道、气道和食道异物的处理方法散见众多医方书中。隋代《诸病源候论》对耳、鼻、咽喉、口齿的症候均有专卷论述。此后历代的大型医方书或综合性医书中，都或多或少收录七窍的证治，其中不乏手术疗法。如明代陈实功《外科正宗》的取鼻痔法，与现代鼻息肉摘除术的原理和方法基本相同。喉科发展到清代，因疫喉（白喉等传染病）流行，促进了喉科的发展，涌现的专著达60余种。清代歙县郑氏喉科享有盛誉，郑宏纲《重楼玉钥》在白喉病因有新的见解，并创用清燥救肺法，对此后白喉治疗影响很大。口齿科在历史发展过程中，积累了大量的防治疾病的经验，有许多出色的发明。如：唐代已能用汞合金（白锡、银箔、水银合成）充填牙齿，出土的辽代牙刷，其制法与现代标准牙刷极似；宋代已有牙齿再植术和义齿修复术；至清代已有专门的"补齿铺"等。治疗牙病的外治法也很有特色。如唐代《外台秘要》采用药物熏牙法，清代太医院已制造出专门的银制熏牙器。口齿科的丰富治疗经验散见许多医书（尤其是大型医方书中）。今存唯一的专著是明代薛己的《口齿类要》，记述了若干病症及药方，并附有病案。此书不重手术外治，强调用药物辨证施治，并不能反映中医口齿科的全貌。

法医　在中国传统医学中虽然没有出现法医这一分科，但实际上有着许多法医学成就。湖北云梦出土的秦简《封诊式》中，已记载了与法医有关的案例。现存最古的封建法典《唐律疏议》中，已有法医活体检查的若干规定。宋代律令在唐律基础上，进一步予以增订。官订验尸格目的颁布，将宋代有关法医检验的律令具体化。"验尸格目"与此后颁布的"检验正背人形图"，以及此前沿用已久的"验状"（记录检验结果与签署结论的文件）联合应用于尸体外表检查，提高了检验质量。在五代和宋代之间，相继产生了对法医学发展影响较大的中国古代刑侦技术名著，它们是五代时和凝父子的《疑狱集》、南宋郑克的《折狱龟鉴》、桂万荣的《棠阴比事》。此外还出现其他几种法医著作。南宋宋慈《洗冤集录》是现存最早的系统法医学著作，系统总结了尸体外表检验经验，集宋以前法医学尸体检验经验之大成，成为此后出现的40余种法医著作的祖本。如宋元间赵逸斋订补的《平冤录》，元代的《无冤录》，以及清代律例馆汇编的《洗冤录》等，均是在宋慈《洗冤集录》基础上发展而成的。元代颁布的结案式中，将尸（尸体检查）、伤、病（活体检查）、物（物证检查）这法医学三大组成部分统一起来。自元迄清，相继出现了许多法医检验的新成就。这些中国古代法医学成就受到世界各国有关学者的重视，多种中国古代的法医著作被译成外文，对世界法医学发展产生了一定的影响。

中国各民族的医学交流　中国传统医学包括各民族创造的各种医疗体系和经验。在中国传统医学发展史上，除汉族医学之外，古代还存在着彝、傣、维吾尔、朝鲜、蒙古、藏等多种少数民族医学。它们在发展过程中，互相影响渗透，互相促进。西汉张骞通西域以来，西域的许多药物（胡桃、石榴、红花等）传入内地。汉族医书中，吸收了丰富的少数民族医疗经验。例如唐代的《千金要方》《外台秘要》中，就有许多少数民族的经验医方。明代兰茂的《滇南本草》等，更是集中反映了少数民族用药经验。由少数民族医学家用汉文撰写的医药书实际上已被汉族医学所采纳，如元代蒙古族医药学家忽思慧的《饮膳正要》、沙图穆苏《瑞竹堂经验方》等，均反映了蒙古族医学的治疗经验，其中又汲取了汉族医学的理论和经验，并将它们融为一体。

各少数民族医学在形成发展过程中，也充分注意汲取汉族或国外的医学知识，建立具有民族特色的医学体系。近代出土的西夏医学文献表明，西夏医学除以党项医疗经验为主之外，还糅合了汉族医学及古印度医学的若干理论内容。维吾尔族在与汉族的不断交流中，医药知识互相渗透。由于地处丝绸之路，因此维吾尔族医学中还含有汉族医学、阿拉伯医学、古印度医学和藏医学的内容。其理论体系中包括五行（金、木、水、火、土）、四元素（土、水、火、风）和四体液（胆液质、血液质、黏液质、黑胆质）的内容就是一个明证。类似的情况也可见于朝鲜族医学的四象学说（认为人有太阳、少阳、太阴、少阴四种类型）及该学说与

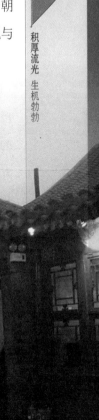

脏腑、表里寒热理论相结合的辨证理论体系。蒙古族医学汲取藏族医学、汉族医学的成分，在其独特的理论体系中包括了三根（赫依、希拉、巴达干）、阴阳、六因辨证、五大元素等学说。藏族医学的形成，也与汉族医学和国外医学有关。唐代文成公主、金城公主与吐蕃国王联姻，进藏时带去了大批医书和医生。《西藏王统记》记载，文成公主进藏时带去了"医方百种，诊断法五种，医疗器械六种，医学论著四种"。这批医书后译成藏文，取名《医学大典》（藏名《门杰亲莫》）。汉族医生亨文海德（译音）、印度医生巴拉达札等都曾先后应聘入藏，交流医术；藏族名医宇陀·宁玛元丹贡布也曾多次到中原及邻国印度等地学习医药知识。因此，中国医学是在不断的交流中得到充实和发展的。

中外医学交流　中国传统医学广泛地汲取了世界各民族的医药经验以充实自己。中国的药物有一部分就是外来之品，如胡椒、槟榔、乳香、丁香等。在唐宋繁盛的对外贸易活动中，大量的外来香药输入中国。福建晋江出土的宋代沉船中，就有大批的外来药物。唐代医著《新修本草》中，将多种外来药正式著录。五代时学者李珣所撰《海药本草》中，含有丰富的外来药物知识。清代赵学敏《本草纲目拾遗》中，首次介绍了金鸡纳等西洋药物。这些外来药物及用药经验已成为中国传统医学不可分割的一部分。在医方书中，外来的医方也屡见不鲜。如《千金要方》《外台秘要》等书中记有较多来自印度、高丽等地的医方。医疗技术的传入主要体现在制药技术方面，如阿维森纳创用的金银箔丸衣，在宋代广泛运用。与此同时，西方制作蔷薇水的蒸馏技术也传入中国。相对而言，外来的医学理论很少传入中国并对中医产生影响，但在晋唐之间，印度的"四大"学说，已可见于医书所载。因此，中国医学的丰富和发展，与汲取世界各民族医药经验密切相关。

同样，中国传统医学外传也对世界医药学的发展产生了积极的影响。早在秦汉时期，中国与日本、朝鲜、越南等国的交往中，就已涉及医药交流。唐代中国处于封建文化鼎盛时期，海内外交流十分频繁，贸易、宗教的往来促进了医药的交流。中国的脉学知识被阿维森纳《医典》收录。宋代的海运由于采用指南针导航而更显得发达。大量外来药输入的同时，中国的川芎、白芷等药也输往海外。元代中国与阿拉伯国家的医学交流尤为广泛。学者拉希德·丁·哈达尼（Rachidal Dinal Hamdāni 1247～1318）编纂的《伊儿汗的中国科学宝藏》中，包括了中国传统医学的脉学、解剖、妇产、药物等多方面的知识，并附有脏腑和诊脉部位图。明代郑和七次下西洋，将人参、大黄、麝香、茯苓等药传至海外。清代人痘接种外传欧洲，对牛痘的发明有直接的影响。中外医学交流史中，中国与日本、朝鲜、越南、印度等国的医药交流尤为密切。

中国和日本的交流在隋代以前，主要是以朝鲜为媒介。自公元 562 年吴人知聪携《明堂图》等医书到日本之后，中国历代主要医药书籍无不迅速传至日本。例如藤原佐世《日本国见在书目》（891）记载的中医书已达 163 部，1309 卷。唐代日本的遣唐使及僧侣的往来，是医药书籍传入日本的主要途径。鉴真东渡也带去了中国的医药知识。中医书传入日本，对彼邦的医学产生了深刻的影响。同时，多种在中国失传的医籍（或其内容）在日本国保存下来，以后又陆续传回中国，为中医发展做出贡献，如《新修本草》《小品方》等，均在日本存有残卷。丹波康赖的《医心方》（982），汇辑了中国隋唐以前 200 余家方书，其中引用的许多医书在中国早已失传。日本大宝元年（701）颁布的"大宝律令"中，也将中国唐代的医事制度、医学教育方式等全盘引进。公元 1168 年，日僧荣西携归茶种，又著《吃茶养生记》，开日本饮茶风气之先。古代中国出现的某些重要医学学派，也在日本有深刻的影响（如李东垣、朱丹溪等）。中国传统医学传入日本，为日本传统医学的建立和发展发挥了巨大的推动作用。

中国和朝鲜的医学交流有着 2000 余年的历史，两国的医学使者和医书的交流十分频繁。高丽大量刊行中国医书，保存了许多中医古籍。北宋时中国保存的《黄帝针经》（即《灵枢》）已残缺不全，正是依靠高丽所藏的全本，才使该书在中国重新流传。元明两代朝鲜数次派遣医官来华切磋医学，并将讨论的内容整理成书（如《朝鲜医学问答》《医学疑问》《高丽质问录》等），成为中朝医学交流的宝贵史料。朝鲜医家编撰的名著《医方类聚》（1445）、《东医宝鉴》（1596）

中，也辑录了众多的中国传统医学资料。

中国和越南的医药交流早在公元前 257 年就已开始。两国的药物和医术交流十分频繁。越南的一些医学著作，多采用或参考中医的文献。如清乾隆间越南名医黎有卓的《海上医宗心领》中，采用了《内经》的理论以及桂枝汤等医方。越南的医书（如陈元陶《菊草遗草》、阮之新《药草新编》）也曾在中国流传。

中国和印度两国以佛教为桥梁，进行了广泛的文化和医药交流。《隋书·经籍志》中的印度医书译本就有 12 种。印度医僧也将印度医术带进中国。现存的晋唐间医书中，还可以见到印度医学"四大"学说的内容，以及耆婆等印度医家的医方、按摩术、养生术等内容。印度医学对汉族医学影响最大的是眼科。《外台秘要》转载陇上道人的《天竺经论眼》中，明确提到曾得到来自印度的医僧传授。金针拨内障术可能来自印度，给唐代士大夫留下了深刻的印象。藏医学中汲取了印度医学中的三元素、七种物质、三种排泄物以及药物的六味、八性、十七效等内容。中国的药物（如人参、茯苓、当归、远志、麻黄、细辛等）也传入印度，被印度人称为"神州上药"。

[四、医事管理与医学教育]

中国传统医学在发展过程中，为适应各种不同的医疗活动的需要，形成了一系列的医事管理与医学教育制度，产生了各种官方和民间的医药组织。在封建社会中，最先发展起来的是宫廷医药管理机构，然后出现面向社会的各种医事管理和医学教育机构。此外也逐渐出现医疗保健或慈善机构、药业组织及医书出版机构。这些制度和机构的建立，对中国传统医学的发展有一定的推动作用。

宫廷医疗保健机构　为管理替皇家医疗保健服务的医务人员而设。《周礼·天官》分医为四科（食医、疾医、疡医、兽医），其中食医即专门负责皇帝的饮食。

历代宫廷的医疗保健均由太医负责。直接给皇帝看病的医生又常叫作侍医或御医。太医隶属于太医局。围绕着帝王的医疗，又设立了尚药局（或御药院）等药物采办调剂机构，分工严密，各负其责。如隋代尚药局每季由太常官检查药物，储新换陈，专设御药库储存皇帝常备药物。宫廷用药除必要的采办之外，还接受各地方政府及各国的贡献，由专人检验收贮。此外，在北齐、隋、唐、元、明等朝代，还有专为皇太子服务的药藏局和典医监。

从汉代起，宫廷一般都设有专为后妃宫女服务的医疗机构，掌管医药、丧葬等事。其中乳医、稳婆（接产）等多由妇女担任。负责看病的医生有时由尚药局或太医院选派。御用医生的选拔十分严格，民间医生医术高明者可以直接征辟入宫，但一般均来源于考试选拔或官办医学校培养出来的优秀人才。御医可以直接为皇帝治病，因此医术高明者常可获得高官显爵，甚至参与朝政（如宋代的王继先，元代的许国桢等）。但一旦用药无效，御医就有被问罪的可能。唐代同昌公主病亡，懿宗降罪于翰林医官韩宗绍、康仲殷，将他们下狱，并株连两家老幼300余口。御医因为皇帝及其亲属治病无效而遭残杀的事例屡见于史书记载，所以，在封建社会中，御医的地位看起来高于一般医生，但其本质上仍处于奴仆地位。为免于获罪，不少医官处方力求平稳，且皆有出处（清代太医多参用《医宗金鉴》方）。由于宫廷医生备受约束或威慑，战战兢兢，但求无过，故有突出成就者极少。此外，《礼记》中就有君饮药、臣先尝的说法，故历代宫廷医生要负责尝药，魏时甚至专设"尝药监"。宫廷的医疗机构只为少数最高统治阶层的人服务，对整个医学的发展影响不大。

全国医药行政管理机关　这种机关在《周礼·天官》中已有设置。当时设有"医师"一职，负责"掌医之政令"，聚集药物以供医疗之需。医师之下又有士（负责医疗的医生）、府（药物、器械及财务管理人员）、史（文书和病历管理人员）、徒（各种差役及看护人员）四类人员。医士接待社会上各种患者，分科诊治，建立病历。年终根据治愈率来决定他们的级别和俸禄。秦代这种"医师"的职责由太医令、丞掌管，他们除管理宫廷侍医之外，也负责国家医药政令。太医令的名称、职责后世续有变迁，至隋唐时，形成了太医署和尚药局两大机构。尚药局系宫廷的御药房，太医署则管理宫廷及王公大臣的医疗事务，兼负责医学教育，成为全国医药行政及医学教育的最高行政机构。这一机构在宋代又分为翰林医官院和太医局，翰林医官院掌供奉医药及承诏视疗众疾，太医局则专门负责医学教育。但元明以后，太医院又行使全国医药行政及医学教育职责。供职于这些医药行政管理机关的官员统称医官。医官中的某些人仍随时听从调拨，为宫廷服务，但其管理范围已不限于宫廷。唐宋元明时，国家重要医药书籍的编纂都有医官参加。北宋《圣济总录》《圣济经》等书，都由医官参与撰写。每当疫疾流行、灾变、酷暑时，太医局（院）等中央医药机构负责组织医务人员救治或赈济药品。宋代大臣有疾，皇帝可委派太医（宣医）上门诊治，以示恩泽。但这种"宣医"使病者耗费甚大，故时有"宣医破财"的俗谚。此外太医院等中央医药管理机构还负责选拔医学人才，以充实宫廷和地方医学管理机构。在对外交流活动中，医官又肩负为外国首脑治病、讲授医药等职责。外国医学使来访，亦由太医院负责接待。如明万历四十五年（1617）朝鲜医官崔顺立、安国臣访华，由太医院御医傅懋光、太医朱尚约等四人接待，切磋医学。因此，国家的医药行政机构对全国医药管理、教育、出版、外事交流等均发挥了积极的作用。

官方的医学教育机构与医学分科　据记载，晋代已有"助教部"培养医家子弟（《唐六典》）。南北朝时期设置"医学"，北魏有太医博士及太医助教之职。隋唐两代的太医署才真正称得上制度较健全、分科及分工明确的医学教育机构。太医署分医学、药学两部，医学又分四科。各科教职员工配备齐整。为配合药学教学，专门辟有药园，有青年药园生在其中学习认采种植药物。各出产药材地区还设采药师，以搜集地产药材。地方医学校也在唐代开始设立。这一医学教育机构的管理办法在后世得到部分继承和某些改进。宋代改太医署为太医局，专管医学教育，教员从翰林医官院或尚药局遴选。如尚药奉御孙用和、赵从古就曾讲授医经十余年。宋太医局设九科（后又或增或减）授徒，在校学生300余名，其规模制度较唐太医署更为全备。同时在地方上也开始兴办医学校。崇宁年间，医学校实行"三舍"制，按学员成绩分为上舍、内舍、外舍三等，成绩优良的可由外而内而上升格。学员的出路取决于成绩。上等者可进入尚药局，其余则按等授官，充当医学博士或外州医学教授。但由于封建官僚制度的腐败，南宋的太医局生甚至可以通过捐钱得名。古代官方的医学教育以宋代最为兴盛，所设"医学"与"太学"齐名。元代改太医局为太医院，另设医学选举司掌管教育，地方也仿宋制设医学校。下此以往，历代医学教育的机构虽然都还设立，但其成效却每况愈下。至清代太医院的学员基本上是太医们的子弟。

医学校中均制定了考核制度。唐太医署每年均有月考、季考和年考，不同考试由不同级别的教授和官员主持。宋太医局的医学考试分临证考绩及理论测验两种。学生到国家机关学校（如太学、律学）及军队实习，记录诊治病例，由各处学官和将校证明其疗效。根据成绩确定能否毕业和俸禄。失误者处罚或开除。书面考试分墨义、脉义、大义、论方、假令法、运气六项，包括基础理论、脉诊、处方用药，对医学理论比较重视。但在临床考绩和书面考试之间，"先取医治，后程文"，即以实际治疗能力为主要考核依据。南宋的医学考试套用科举程式，地方上的医学生或学医者可以通过不同层次的考试获得进身之机。元明仍袭宋制，稍有出入，清代则已衰微。

医学校分科制度可溯源于《周礼·天官》所载，但明确地将医学分科施用教育部门，则始于隋唐。最初的分科是粗线条的，以后逐渐细化。总的趋势是随着学术的发展，医学分科愈来愈细。医学的进步也淘汰了一些科目（如清代已不设祝由科）。医学分科和各朝代的社会背景有一定的关系，如元代新设"正骨兼金镞科"，这与元代蒙古族马上征战频繁、骨伤和对军阵外科的迫切需要有关。清代取消了针灸科，是因为统治阶级认为"针刺火灸，究非奉君之所宜"，以针灸不适合治疗帝王而停办这一分支学科。医学的分科从一个侧面反映了中医学发展的趋势。各朝医学校采用的教材大同小异，重视经典著作学习是共同的特点。以宋代为例，《素问》《难经》《诸病源候论》《嘉祐补注本草》是各科必修基础科，然后再根据各科特点选修其他教材。如方脉科（内科）要攻《脉经》《伤寒论》等。

民间的医学教育　除官办医学之外，中国传统医学的教育主要依靠师带徒、家传、民办医校或自学等形式。史书记载，扁鹊学医于长桑君，淳于意先后师事公孙光及公乘阳庆。南北朝的徐之才，属于世医出身，八代为医。历史上世代为医的现象屡见不鲜。在手抄医书时代，医书还没有成为商品，常被医家珍秘不传；早期医学经验疗法占较大比重，因此，师传和家传是早期民间医学教育的主要形式。《礼记·曲礼》中甚至有"医不三世，不服其药"一说，其中的一种解释即反映了当时重视医学经验的世代积累的心态。具有一定文化水平的人也可自学成才，如晋皇甫谧中年以后才自学医术。这种现象在宋代以后更为普遍，医书的雕版印刷为自学者求书提供了方便。宋明清大批仕途失意文人以"不为良相，则为良医"自慰，通过自学和访师求得指点而入医林。民间办医学校在中国并不多见。虽然有的医家门徒甚多（如宋庞安时授徒60余人），但很难说是通过自办学校培养的。明末名医张志聪建立侣山堂，招同道、弟子论医讲学。这是仿儒家的书院形式，可以说是一种民间医校。与官办医校不同的是，民间师带徒大多注重临床实践，在随师临诊中学习。为适应这种方式，必须先解决临床实用性内容的启蒙教育问题，因此明清大批医药普及入门书应运而生。学徒出身的医生一般临床处理能力较强，但理论不足，仅限于一家一派的经验之中。而儒士习医，则每每与学徒相反。当然，无论是私相传授还是自学成医者，都造就了不少名医。他们运用自己的实际经验和理论探讨心得为中国传统医学发展推波助澜。

药学机构与药业组织　在官办医校中，仅唐太医署设有药学部，培养药园生，此后即未见有专门培养人才的药学机构。中国的药业人员，大多是师徒传授。由于药物是一种商品，很容易受价值规律的支配，故常造成人为的药物紧缺现象。宋代创立的官药局是国家经营药材的一种尝试。官药局（前身是熟药所）成立的最初目的是"理财"，增进国家收入，后来又希望它发挥一定的"惠民"作用。这一机构很快又在全国推广，各地方政府也纷纷建立药局。药局分和剂局（制药厂）、惠民局（药店）两部分。惠民局的药价比市价减三分之一。药局初建时，分工管理比较周密，建立了一套药材贮存质量管理、资金周转、值班保卫等制度。

源远流长

中国传统医学简史

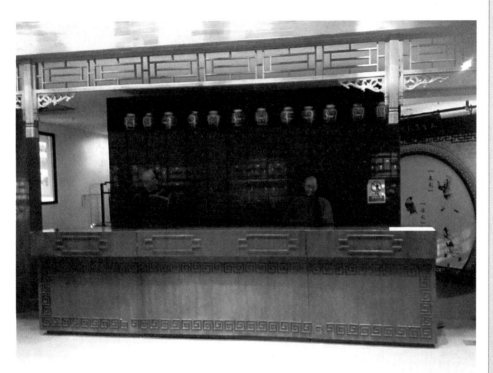

为了保证用药安全和质量，药局的收买药材所又设"辨验药材"一职，是国家设置的专门药检官。著名药物学家寇宗奭曾任此职。官药局雄厚的财力和物力，使它在配合政府其他部门扑灭传染病流行、预防瘴疟及暑病等方面发挥了一定的作用。但由于腐败的官僚制度不断销蚀这一具有进步意义的药学机构，所以药局逐渐出现经营混乱、经费亏缺、质量低劣等现象，以致和剂局被人称作"和吏局"，惠民局被称作"惠官局"。官药局在元明时还断断续续维持过门面，但始终未充分发挥它应有的积极作用。

民间的药业，是从医药逐渐分家以后才发展起来的。秦汉以前，虽然已有卖药的记载，但绝大多数医家还是兼带制药采药。魏晋以后，城市出现了专门经销药物的商店。为了沟通全国药物的交流，产生了药材集散地，古称"药市"。例如唐大中十三年（859）以后，四川成都每年九月九日举办药市。像这样定期在某地举办药市，是古代全国药材贸易常见的形式。明清时，北方的安国、禹州，

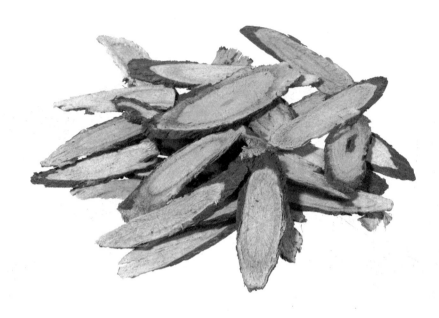

南方的樟树、亳州，是当时主要药材集散地。每年春、秋二次举行药市，各地药商云集。广州、明州等地，则向为香料药的集散市场。至于乡镇利用"墟市"买卖药材，就更为习见了。

在药材交易中，为了加强联络，保护药业或药业某一部分人的利益，逐渐产生了行会。隋唐以后，商业分行甚众，唐代出现"药行"，宋代药行更为兴盛。都市中产生了多种专门的药铺，如有专售生药（原药材）、熟药（加工炮制过的饮片）、小儿药、口齿咽喉药、洗面药、成药、眼药、产药、疮药的药店。这些药店大多是前店后厂（前面卖药，后面加工）结构，并设有坐堂医生在店前看病（或店主即医生）。商业竞争，又产生了各种各样的"市招"（商标或广告），以招徕顾客，甚至在包药的帖子上印刷市招图案或说明文字，推销药品。明末以后，商品经济有很大的发展。药业的竞争，客观上促进了全国药物交流和提高药品的质量。至于穷乡僻壤，仍然缺医少药。民间草医多自采自卖，并向买主介绍药品功能。走村串户的"走方医"，常挟一技之长，自带药品，为人治病。走方医手持虎撑（亦称串铃，一种环形中空有物的金属器，内有滚珠，可振摇作响）以告乡民，故又称"铃医"。

医院和医药慈善机构　古代医生看病，多在自己的诊所，或应请上门治病。将病人集中在一处予以治疗，这种私人医院的形式并不普遍。然而以官方或佛教等名义举办的一些慈善机构，实际上具有医院的作用。汉代元始二年（公元2年），政府下令利用空闲房屋，收容疫病患者集中治疗，已具医院雏形。北魏时专设病坊救治老年痼疾，又派太医署的医师在一固定的馆驿治疗病人，根据其疗效以定赏罚。佛教徒也常设立病坊，收容为社会所遗弃的疠疾（麻风）患者，由医僧调治。唐代政府派专人管京城长安的病坊，有"悲田院"（兼收乞丐）、"福田院"（专收麻风患者）诸名，多带佛教色彩。还有专为官员、僧人、囚犯而设的病院。和其他医药机构一样，宋代的医院更是名目繁多，如福田院、安济坊、将理院、广惠坊、养济院、安养院、安乐坊、保寿粹和馆、军医院、病囚院等。其中有官办的，也有私人办的，收治的病人或有差异（如麻风、传染病人、孤老、僧侣、军人、囚犯等）。为加强医院管理，宋大观四年（1110）政府颁行了"安济法"，涉及医院定员及级别升迁等事。这时的医院，已能注意按病人的性别、病种及病情轻重分别对待，注意隔离、护理和清洁卫生。医生每人均被发给"手历"，记录所治病人，以便年终考绩。元代设置广惠司，聘用阿拉伯医生配制药物，既为宫廷服务，又为在京的兵、民治病。明代的安济坊、养济院的设置更为普遍，这些具有慈善事业性质的医院对防止传染病扩散等具有一定的积极作用。私人开办的医院，最早的当推南北朝的李亮，他在家中的厅堂里收容病人。此后宋代医家庞安时等，也都兴办过病坊。直至清代，私人捐赠开办的医院（普济堂），才有了较大的发展，已经具有近代医院的规模制度。此外，古代与医药有关的慈善事业还有义冢的设立。虽然掩埋无主尸体在古代很早就有先例，但义冢一名仅始于东汉。掩埋战死、疫死或饥荒而死的尸首对保护环境卫生有很大的好处。有计划地划定葬区，掩埋露尸遗骸，始于宋代陈向。在这种公墓空地建有佛寺，名为漏泽园。宋代崇宁间政府甚热衷于建悲田院、义冢。

医书校勘出版机构　隋、唐、五代都有由政府下诏组织编撰医药书的情况，但却没有专门机构从事校勘出版工作。北宋嘉祐二年（1057），在编修院置校正医书局，选派具有编书经验的儒官和有医疗经验的医官共同从事医书校正。宋代校正医书局主要儒臣有掌禹锡、林亿、苏颂、高保衡、张洞等，医官有秦宗古、朱有章等。儒、医合作校修医书，保证了文字和内容的正确性。该局成立后，先后完成了 11 种经典医著的校修。宋以后再也没有类似机构建立。

民间医学团体　古代唯一的一个民间医学团体是建立于明隆庆年间的"一体堂宅仁医会"。该会由医学家徐春甫等 46 人组成，均为当时住在顺天府（今北京）的医家。该会创立的宗旨是探究医理，讲习方术，精益求精，克己行仁，深戒徇私谋利之弊，助善规过，患难相济。其对会员的要求分 22 项（如诚意、明理、格致、审证、力学、辨脉、处方、忘利、自重、戒贪鄙、恤贫……），这些要求，注重提高会员的医术水平和医德修养。

[五、政府组织的医书校注整理工作]

医书的形式　在宋代印刷医书之前，医书的传播主要靠手抄。汉魏以前的医书写录在竹简木牍和缣帛（丝织品）上。1973 年湖南长沙出土的马王堆汉墓医书就是这一类的医书实物。造纸术发明以后，医书逐渐用纸书写，采用卷轴形式，即所谓卷子本医书。近代敦煌出土的医书多为这种类型的实物。晋代、南北朝乃至隋唐的医书基本上都是卷子本。此外，也有将医方刻石以广流传的例子（如洛阳龙门石窟的唐代医方）。北宋时，医书开始广泛地采用雕版印刷，促进了医书的校勘整理和传播。医籍由卷轴式变为现在所见的册页式。以后在近现代虽有石印、铅印等新印刷技术出现，但未改变医书的基本形式。历史上每一次书写材料和印刷条件的改变，都不同程度地促进了医书的繁荣，尤其是宋代医书由手抄转为版刻的关键时刻，这种促进作用更为明显。

宋以前医书之校修　手抄书不仅费时，更大的弊病是容易脱误。传抄者往往根据自家的意见修改古书，或补充内容，这就造成了医药书内容混乱的局面。一些医家起而校勘整理经典著作，如梁代陶弘景的《本草经集注》，即将《神农本草经》《名医别录》加以整理，并加阐释；南齐的全元起、唐代的王冰注释《素问》，对保存古代医籍和阐释奥义很有贡献。隋、唐一统以后，政府比较重视医书的整理和散在资料的搜集。国家图书资料收藏丰富，人力物力充足，对医书整理十分有利。隋代朝廷命巢元方等编撰了《诸病源候论》，另外又组织人员编成了《四海类聚方》2600卷（今佚）。唐代政府组织杨上善等注释了《黄帝内经太素》《黄帝内经明堂大成》，又组织苏敬等编修《新修本草》，在全国范围征调药物标本和资料。五代后蜀又令医官韩保升在《新修本草》基础上编修成《重广英公本草》。这些由政府组织官员完成的医书整理为宋代的深入该项工作准备了条件，提供了经验。

宋代政府大规模校正医书　北宋处于医书由手抄转向版刻的关键时期。由于宋代政府对医药的关注和大批儒臣医官出色的工作，使大批医学资料得以保存，为中医发展建立奇勋。北宋政府为了尽可能多地搜集民间医书，曾屡次下诏向全国征集医学资料，采用多种奖励办法，抢救了不少珍贵图书。宋初医官王怀隐等所编《太平圣惠方》及政府另外编修的《神医普救方》1000卷（今佚），北宋末政府编修的《圣济总录》，多得益于民间进献的医药资料。为了使医书整理工作更为全面深入，北宋朝廷于嘉祐二年（1057）成立了校正医书局，采用儒臣、医官相结合的办法尽可能保持古籍的原貌和内容的正确。如掌禹锡等校修《嘉祐补注神农本草》时，立例无所刊削，凡有次序调整处，均一一注明，体例十分严谨，从而保持了此前历代本草的内容原貌。校正医书局在整理文字资料的同时，注重实地调查，完成了全国药物调查征询工作。

北宋官修医书11种18次，校定了《素问》《难经》《甲乙经》《脉经》《伤寒论》《金匮要略》《金匮玉函经》《诸病源候论》《千金要方》《千金翼方》《外台秘要》，编修了《嘉祐补注神农本草》和《本草图经》。这些医药书实际上是中国医学的精华。它们一般由国子监刊刻，质量很高，由政府颁行各地。为加速流传，政府又采用低利润、刻小字本等办法降低书价。为了使某些重要医书永久留传，不致讹误，北宋朝廷曾命人将《铜人腧穴针灸图经》镌刻在石碑上。这些卓越的工作，结束了宋以前医籍传抄的混乱局面，使中医的许多经典著作得以广泛留传，为医学教育提供了教本，从而为此后医学理论探讨高潮的掀起准备了物质条件。宋以后历代政府都有组织编修医书之举，但无论规模、质量和意义，都无法和宋代的整理医书工作相比拟。

［六、医理探讨与医学流派的形成］

医学理论的探讨与验证　中医学的理论体系在战国、秦汉之际已经初步建立。汲取当时诸子百家的思想营养，是中医建立其基础理论体系的重要环节。以《内经》为代表的中医早期医理专著，实际上从医学角度包容了先秦诸子的某些思想精华。在这个意义上来说，《内经》本身并非一家一派之言。汉代张仲景以后，临床医学有了长足的发展，其中很重要的一个因素是《内经》等书的理论内容有效地发挥了指导作用。中国封建社会大一统的政治经济结构及以儒家思想为主导的格局，把《内经》推向了中医经典的宝座。汉唐以来，受儒学注疏经学著作的影响，《内经》的注疏整理也得到了重视，全元起、王冰先后注《内经》，对后世研究医经影响甚大。从不同角度对《内经》进行分类解析或专题发挥，是研究《内经》使之更切合实际运用的需要。《黄帝内经太素》《难经》《针灸甲乙经》《脉经》等著作，无不源于《内经》。《内经》的理论思想逐渐渗透到其后中医临证医学的每一个角落，许多医书中都引用了《内经》所述作为立论依据，并根据医疗实践予以验证发挥（如《诸病源候论》《千金要方》等）。

宋代的科学技术、哲学思想及医学积累等多方面的因素促生了研究医学理论的新局面。官方大规模校勘整理并刊行医学典籍，为广大学医者提供了良好的教本。中央和地方兴办医学校，其考试内容就是经典医书中涉及的理论知识。据《太医局考试程文》，当时所考的六方面题目中，都要涉及理论。如"大义"是考人体生理与自然界的关系，"运气"是考运气主岁及处方用药宜忌等，客观上促进了人们重视基础理论的研究。北宋理学的发展，也引起了医学界对《素问》中的运气学说（现一般认为是唐以后补入）的探讨。五运六气是用于解释疾病发生（主要是传染病）的一种新的途径。宋徽宗利用行政力量，强行推广"运历"，预测次年多发疾病及处方用药原则，使运气学说在北宋末迅速流行起来。宋代的文官统治和儒士们对医学的重视，使医学地位得到了提高。"儒医"对医理探讨起了积极的作用。因此，北宋时医理探讨风气日益浓烈，出现了《本草衍义》《圣济经》等著作。正是由于上述多种历史原因，促进了金元的医学争鸣和医学流派的出现。

金元医学流派的形成　宋廷在公元 1126 年被迫南迁，北宋时的文化中心处于金的统治之下。由于北宋时医学理论探讨已经深入人心，因此，在金朝所辖地区的一批民间医生为了解决因当时战乱环境出现的医学新问题，开始了新学说的探讨，出现了医学流派之间的理论争鸣。在此以前，由于地域习俗，或医家个人经验等原因，也曾出现过医家偏爱使用寒药或热药的现象（如民谚称："藏用檐头三斗火，陈承箧里一盘冰"，即说石藏用好用热药，陈承好用凉药），但没有形成学派之争。金元时的医学学派争鸣则不同，各派有自己的理论见解和与之相对应的治疗主张，有自己的追随者和影响面。他们处于同一时代、同一地区，又都以《内经》为学术渊源所在，但却对疾病的产生和治疗有着迥然不同的见解，这表明他们在各自医疗实践的基础上，从不同角度对《内经》中的理论思想予以深入发掘。

学术上的新见解往往是为了纠正时弊或解决新问题而发。北宋时对《伤寒论》的研究比较多，而伤寒家们遇外感热病多从伤寒考虑，好用温热药；由于对外贸易的发达，外来的香料药也为当时的许多医家所好，《和剂局方》的许多成药，

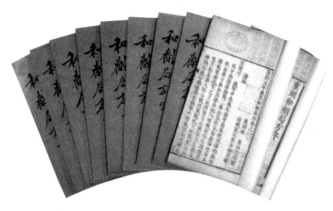

《和剂局方》

即多香燥之品。因此滥用温热香燥药物已成时弊。宋金对峙，战乱频仍，疫病流行，运用古代的成方已适应不了新的医学实践，因此，金代刘河间、张元素均从运气说入手，提出新的见解。张元素的名言："运气不齐，古今异轨。古方新病，不相能也。"可以看成是金元医家要求变革、对医理进行新探讨的共同思想基础。

刘河间的《素问玄机原病式》着重阐发了《素问·至真要大论》中的病机十九条，认为其中以火热有关的病机最多。他还认为，六气（风、寒、暑、湿、燥、火）之中，火热有二（火、暑），其他四气也都能化火生热，火热又往往产生风、燥。因此，他的见解是"六气皆从火化"。从这一立场出发，刘河间治当时的伤寒（实则多为后世的温病），多用寒凉药，创制了一系列的清热通利方剂，故后世将他作为"寒凉派"的代表人。刘河间的弟子和私淑弟子继承了他的学术思想，形成了"河间学派"。这一派成就最大的是张子和，他认为天下太平之时，人多静逸，静属阴，用温药解表发汗，有些效果。但像他所处的天下大乱之时，战争、饥荒、赋役迭相扰动，动属阳，诸病从火化，再用辛温就不行了，应该用刘河间的辛凉之剂。鉴于当时某些医生好补成风，滥用香燥，故张子和旗帜鲜明地提出治病必先攻邪，邪去则元气自复。他的攻邪思想落实在发展和丰富了汗、吐、下三种治疗方法上，故后世将他称作"攻下派"代表者。张子和的汗、吐、下三法与《素问》及《伤寒论》某些论说也有密切关系。

与刘河间同时代的张元素则是易水（张氏为易州人）学派的创始人。这一派的成就在于对脏腑病机学说有新的阐发。张元素十分崇尚张仲景用药法，认为用此治内科杂病也有神效。他在治疗内科病时，主张以脏腑的寒热虚实来分析疾病的发生和演变。尤其强调"养正"，正气强，邪自除。他的学生李东垣发展了脏腑辨证和"养正"说，以《素问》"土者生万物"立论，著《脾胃论》《内外伤辨惑论》。李东垣根据他在战乱环境的医疗实践，体会到"饮食劳倦则伤脾"（《难经》），而脾胃为生化之源，人以胃气为本，因此他创制了补中益气汤、升阳益胃汤等方，用以调补脾胃。故后世称他为"补土派"代表。李东垣的弟子罗天益，继承了重视脏腑辨证的传统，又对三焦辨治续有发挥。王好古则发展了"阴证"论，主张用温养脾肾法进行治疗。以张元素、李东垣为轴心的易水学派，重视内伤证的脏腑调治，和重视外感证的六气皆从火化的河间学派在看问题的角度及处方用药上大相径庭。因此两派传人互相抨击，指责对方学说在某些临床问题上的失误。

从学术发展角度来看，易水学派在观点和用药方面并无突破性的创新。重视脏腑辨证，在《金匮要略》《中藏经》中已有体现。宋代钱乙《小儿药证直诀》更是明显地依据脏腑寒热虚实用药。脾胃的重要性在《素问》中也已直陈无余。李东垣等承其余绪，续加弘扬，其处方用药虽有独特处，但仍未脱离《和剂局方》温补辛燥药的窠臼。相比而言，河间学派无论在理论还是用药方面都是一种革命。他们一反伤寒用药、服食用药、《局方》用药均偏温燥的积弊，运用新的思路从《素问》病机十九条中引出了火热论的观点，这不仅对当时外感热病的治疗有现实意义，而且还为温病学说的兴起打开了道路，影响深远。当河间学说在元代传至南方的朱丹溪之后，由于地域环境发生了变化，其学说又进一步得到发挥。朱丹溪认为南方的疾病，湿热较多，湿热和火热病机不同，不可套用河间治火热之法，更不能采用《和剂局方》的辛燥香窜之方。朱丹溪受理学影响很深，对《素问》研究有很深的造诣，他把医理和哲理相结合，提出了"阳常有余，阴常不足"的见解，主张用滋阴降火的方法来补肾养阴，创造了大补阴丸等一系列方剂来实现他的见解，因此后世称他为"滋阴派"的代表人。朱丹溪的学术见解在明初风靡全国，影响很大。由河间学派衍生出来的温热学派，在清代发展到了一个高峰，而其基本的出发点，仍是刘河间对火热证病机理论的阐发。因此，从历史的高度来看，河间学派开拓的是一大块医学新领域，其成就远在易水学派之上。

金元的医学流派从整体分为河间学派和易水学派。近现代又将这两派中卓有建树的四位医家称作"金元四大家"，按他们的治疗学术主张分别称之为寒凉派（刘河间）、攻下派（张子和）、补土派（李东垣）、滋阴派（朱丹溪）。其中朱丹溪虽源自河间，但其立论和治疗的重点实际上已转向了内科杂病。明代以后，金元两派的直接攻讦渐次消失，但由此而引起医学理论争鸣却愈演愈烈，故《四库全书总目提要》认为："儒之门户分于宋，医之门户分于金元。"与《内经》时代中医基础理论体系形成相比，金元的医理探讨又螺旋形地上升了一个层次。结合新的医疗实践阐发新说，并建立与新说相适应的一整套理法方药，是金元及其以后医理探讨的新特点。

明清时代的医学流派　金元医家的争鸣，掀开了此后各种医学流派蜂起的序幕。根据新的医疗实践创立新说，改变古方，以治新病，是金元各派医家的共同特点。传统古方（主要是张仲景方）的地位不断地受到来自多方面的冲击。明代前半期，朱丹溪、李东垣的学说影响甚广，滋阴、补气法的运用已近乎泛滥。明末清初，中国的文化界又有一个小复兴时期，科学技术和哲学思想均有新的发展。为了更深一步地发掘早期经典著作中的朴素的辨证施治思想，一批卓有见识的医家把《伤寒论》研究推向新的境界。他们借整理《伤寒论》为由，不断地阐发各自对伤寒证治的新见解。这一风气在清乾（隆）嘉（庆）以后，受儒学考据之风影响，更加炽盛，形成了历史上的伤寒学派。

前已述及，金元时期刘河间伤寒病的火热论，引起了外感病治疗上的变革。经过明末、清中叶诸多医家在治疗温病过程中不断实践和完善，温热病终于逐渐从伤寒范围分离出来，自成一说。温病学说的建立和发展，是明清医学中的突出贡献。对此学说有贡献的医家即属于温病学派。

与伤寒学派和温病学派并存过一段时间，其特色主要反映在内科杂病诊治方面的另一个医学流派是温补学派。这是因临证用药多偏温补而得名的一种学术流派，实际上是易水学派的延续。元末明初，朱丹溪滋阴学说深入人心，而末学不能得丹溪之精髓，唯取滋阴药滥用，甚至以知母等为滋肾水常品。为纠其偏颇，明代以薛己、赵献可、张景岳、李中梓等为代表，着力阐发脾、肾虚损的治法，对易水学派的脏腑病机又有新的发挥。

明初薛己重视脾胃之学，乃本于李东垣。但他又重视肾中的水火，习用六味地黄丸滋肾水，八味地黄丸益肾火。故薛氏之学，乃脾肾并重。赵献可阐发薛己之学，独重肾水命火，提出两肾之间为命门的观点。肾与命门的关系，即水和火的关系，尤其将命门的无形之火，作为五脏的生机之本，把命门的重要性提到心之上。宗赵氏之学者，有清代的高鼓峰、吕留良、董废翁等人。明末张景岳为温补派之大家。他最初信奉朱丹溪滋阴之学，后转而服膺易水之论。张氏对李东垣、薛己续有发挥，认为命门之火为元气，肾中之水为元精；阴不可无阳，无气则不能生形；阳不可无阴，无形便不能载气，所以物生于阳而成于阴，阴阳二气不能偏颇。针对朱丹溪的"阳常有余，阴常不足"之说，张氏力申"阳非有余，阴常不足"论。他创制右归丸、右归饮以培右肾、命门之元阳，左归丸、左归饮以填左肾之元阴真水。在治疗上，张氏慎用寒凉以免伤阳，不妄攻伐以免伤阴，处处顾及培命门脾胃之气，故多用温补之方。此后李中梓受上述温补派医家影响，又进一步取各家之长，同时阐发先天后天根本论。李氏谓先天之本在肾，后天之本在脾，融合李东垣、薛己之论，李氏的水火阴阳论中，尤重于阳，有"补气在补血之先，养阳在滋阴之上"之说。不过李氏理论上偏重于阳，在临证治疗时却用药平稳。温热学派的核心人物已如上述，其影响也比较广，尤其是清代前期，崇信者尤多（如张璐、高鼓峰等）。这一派以温补疗虚损，实有独到之处，但不善学者，常仅得皮毛，不免以温补误人。清中期以后，批评温补学派者不乏其人（如章楠、陈修园、王孟英等）。当温病学派大兴于清代之时，不仅外感温热以辛凉清润治之，即内伤杂伤也多用清润阴柔之品，温补派日见式微。

明清时期医学流派当然还不止上述三派。自从金元医学争鸣以后，围绕着各种医疗学术展开的争论层出不穷。各种学科，甚至在同一学派之间，仍然存在着门派之争。这些医学流派的产生，活跃了学术空气，丰富了中医学的内容。其中温病学派对温热病的病因病机进行的探讨，是中医病因学上的卓越发展。它把脏腑病机学说引申到卫气营血的病理变化的新阶段。温病学说发展了张仲景《伤寒论》有关温病的范围和实质内容，形成了新的学说，填补了中医理论体系的空白，是中国传统医学发展到封建社会后期的最重大的进展和成就。

［七、医药文献整理研究的新发展］

北宋政府组织校正的十几部重要的中医药著作，是中医文献的精华，也是宋以前医药资料的渊薮。经宋金元医家的研究和实践，又产生了一批个人著述，较好地反映了这段时期的医学水平。明清时期的医书更加众多，在部头、内容、形式等方面都比宋金元时期大有进步。在医学流派的纷争、各科医疗经验的积累、哲学思想的新发展、清代尊经复古和考据之风的兴起以及人口不断地增加等多种历史因素的影响下，明清时代医药文献的整理研究有了新的发展。

医学经典著作的注释和阐发　明代末期，医学经典著作的研究逐渐受到重视。清乾嘉考据风气盛行，将注释、阐发乃至辑佚古代经典医著推到一个新的高度。清代黄元御尊岐伯、黄帝、扁鹊、张仲景为"四圣"，因此他特别重视《内经》《难经》《伤寒论》《金匮要略》的研究。他的这一思想，是当时一批尊经尚古医家的代表。综观明清时对古典医籍的研究，除黄元御提到的几种之外，还加上《神农本草经》，都是汉代以前的著作，于此可见当时崇古学风之一斑。

《内经》是中医基础理论方面的经典著作。梁

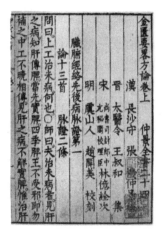

《金匮要略》

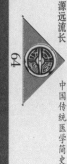

代全元起、唐代王冰等曾分别将《素问》予以注释。下此以往七八百年间，很少有高质量的《内经》注本。明代吴崑的《素问吴注》，多从临症出发，理论联系实际；马莳、张志聪二人均全注《素问》《灵枢》，但马莳善长针灸，故所注《灵枢》中有关经脉、俞穴、刺法等独具匠心；张志聪集合同学及门人共成《素问集注》《灵枢集注》，校注质量较高。将《内经》内容分类综合加以整理研究而又成果显著的有明代张景岳。张氏的《类经》结合医学的实际运用分 12 类归纳《内经》，较隋代杨上善的《太素》前进了一大步。滑寿《读素问钞》删繁撮要，以类相从，甚便实用。李中梓的《内经知要》以八类概括中医基础理论，取材精当，简明扼要，为后世医家所欢迎。沈又彭《医经读》分类最为简要。黄元御《素问悬解》《灵枢悬解》就原篇分类，独创一格。至于就《内经》中某一部分理论问题予以发挥阐解者，更加众多，不胜枚举。《难经》虽在唐宋元三代均有注家，但明清以后注家倍增。明代张世贤《图注八十一难经》，采用图解形式注释方式，对理解原文有一定帮助。清代徐大椿《难经经释》，将《内经》《难经》有关内容相对照，阐其义理与渊源。对张仲景《伤寒论》的研究，已见前述。因《金匮要略》问世较晚，故元代才有注释本，而明清注本最为繁盛。《神农本草经》自明末至清代，陆续产生了辑佚本近 10 种，以张志聪、高世栻、姚球、徐大椿、陈修园等医家为核心的尊经派对《神农本草经》进行阐释，并与张仲景用药法相对照，对发掘古代用药经验卓有成效。

集成医著的涌现和各科医疗经验的总结　随着医药实践的不断深入，医学经验积累的速度也不断加快。为了适应这一医学发展的需要，在明清时代各种总结性的或集大成的医药书籍不断涌现。药学方面最突出的成就是明代李时珍的《本草纲目》，它集 16 世纪以前中国药学之大成，在所收药品种类和资料内容的丰富方面达到了一个高峰。书中纠正了以往本草书中的某些错误，创用当时最先进的药物分类法归并药物。《本草纲目》出现以后，对此后药学发展影响深远，明末及清代的药学著作大多从该书汲取营养，再加发展。清代赵学敏《本草纲目拾遗》又再次补充《本草纲目》以后的许多药物知识和种类。吴其濬《植物名实图考》

虽然是一部植物专著，但其分类及某些植物的资料也源自《本草纲目》。

方剂学方面，明初朱橚的《普济方》，是中国现存最大的一部方书，载方61000余首，可称得上15世纪的集大成医方书。临床医书方面，明代王肯堂《证治准绳》最负盛名。该书分杂病、类方、伤寒、疡医、女科、幼科六科（又称《六科准绳》），内容丰富，纲目清晰，立论较公允，甚便临床运用。此外临证医书较实用的还有明代虞抟《医学正传》、龚廷贤《寿世保元》、林佩琴《类证治裁》等书。外、伤科的著作在这一时期空前增多，很有影响的就有十几种，如明代陈实功《外科正宗》、清代王维德《外科证治全生集》、高秉钧《疡科心得集》等。针灸学则以明代杨继洲《针灸大成》最为引人注目，该书资料丰富，且有众多的实际经验。妇科、儿科在宋代已有集成性的著作出现，明清时期这方面的著作在资料性方面还嫌不足，但临症治疗经验则比较丰富，例如明代傅山的《傅青主女科》、万全的《万密斋医书十种》、和清代陈复正的《幼幼集成》等，分别对妇科、儿科医疗经验进行了总结。其他像眼科、喉科、养生等方面也都有一些较好的医书出现。

明清时期民间印书业十分发达。为了适应学医者对医书的需求，出现了不少医学全书、类书和丛书。其中比较著名的有明代徐春甫的《古今医统大全》。该书辑录了230余部医籍及其他文献中的内容编成，内容全面丰富。张景岳的《景岳全书》和王肯堂《证治准绳》也都是学验皆富的医学全书。清代蒋廷锡等受命编纂的《古今图书集成》中的医学部分（即后世单行的《古今图书集成·医部全录》）集录古典医籍注释、临证各科证治、医家传略、医学艺文与记事等内容，为清代著名的医学类书。医学丛书的数量更其众多。王肯堂、吴勉学编辑的《古今医统正脉全书》收明以前重要医书44种。清政府诏令纂修的《医宗金鉴》，包括了从理论到临床各科的内容。文字通俗，取材精当，是非常实用的医学丛书。此外，私人撰写的医学丛书甚多，影响较大的有汪机的《汪石山医书》、薛己的《薛氏医案》、张璐的《张氏医通》、徐大椿的《徐灵胎医书八种》、沈金鳌的《沈氏尊生书》、陈修园的《南雅堂医书全集》等。

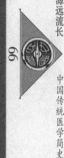

普及性医书　明清时期中国人口增加迅速，尤其是清代后期，人口猛增，对医生的需求量也相应增加。医学教育在这段时期以师带徒或家传形式为主，社会上对医药保健也更为关注，因此，大量的普及性医书应运而生。最为多见的是歌诀体裁的中药、方剂启蒙书（如《珍珠囊药性赋》、汪昂的《汤头歌诀》等）。清代对医学启蒙普及做出贡献的医家陈修园，编撰了《医学实在易》《医学三字经》《时方歌括》等医学入门书，通俗而不平庸。较医学启蒙书更高一层的医学通俗读物，在深入浅出、提纲挈领方面下了一番功夫，更适合临床医生所需。如汪昂的《医方集解》《本草备要》，吴仪洛的《成方切用》《本草从新》，李梴的《医学入门》等。其中程钟龄《医学心悟》，文字虽然简明，但在归纳四诊、八纲、八法及临床各科证治方面，颇有建树，又非寻常入门医书可比。在众多的普及医书中，当然也有不少粗制滥造之品。民间医生中，有些人就靠几本入门书挂牌行医，不深究医理，故理论水平甚低。

医案与杂志　在明清医书中，医案是比较独特的一类著作。医案这种形式的医书，虽并非起源于明清，但在明清发展最快，形式多样，种类繁多，且对其作用已有理论探讨，如清代俞震《古今医案按》中指出："医之有案，如弈者之谱，可按而复也。"此时独家医案较好的有明代汪机的《石山医案》、清代的喻嘉言《寓意草》、叶天士《临证指南》、吴鞠通《吴鞠通医案》等，诸家医案合编类的医案则有明代江瓘《名医类案》、清代魏玉璜《续名医类案》、柳宝贻《柳选四家医案》、俞震《古今医案按》等。明清时医案著作的兴盛，对近现代此类著作的编纂以深刻的影响。

18 世纪末，唐大烈在苏州举办《吴医汇讲》，这是中国医学史最早的杂志性质的医学文献。其取材杂而广，"凡属医门佳话，发前人所未发，可以益人学问者，不拘内、外、女、幼各科，无不辑入"（《吴医汇讲》）。文稿"随到随镌"，连续刊行。自 1792 年刊出第一卷，至 1801 年共出 11 卷，每卷均合订为一册。当时名医叶天士《温证论治》、薛雪的《日讲杂记》都是先在《吴医汇讲》上刊出的，可见它曾在医学交流中发挥过一定的作用。

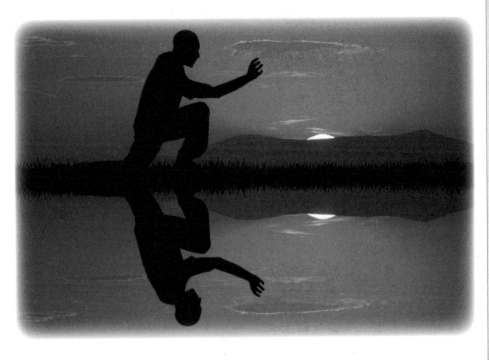

第三章　群贤毕至　少长咸集

［一、神农］

神农为传说中中国农业与医药的发明者。姜姓，号烈山氏。一说即炎帝。西汉《淮南子·修务训》记载："神农乃始教民，尝百草之滋味，识水泉之甘苦……当此之时，一日而遇七十毒，由是医方兴焉。"因此，神农被奉为中国医药发生之鼻祖。实际上，神农尝百草的传说，提示了中国医药系发源于远古先民们的生活与医疗实践之中。神农氏又是农业的发明者，其教民用耒、耜耕种的传说，反映了中国原始时代由采集渔猎进步到农业的情况。据传，神农氏活动于黄河与长江流域。其形象常被描述

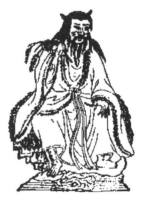

神农

为头长双角、口尝草药。中国现存最古老的药学专著《本草经》即托名神农氏所撰，又名《神农本草经》。古代某些土地神庙或药王庙供奉的神像就是神农氏。

[二、岐黄]

岐黄为传说中上古时代的医学家,黄帝的大臣。曾向神农时代的名医僦贷季学习医学。《内经》中称之为"天师"。因《内经》主要采用黄帝与岐伯君臣问对的方式,所以常称其为岐黄家言,进而把医术称为岐黄之术,甚至以岐黄作为中医的代称。

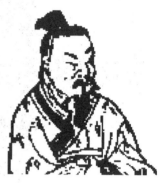

岐黄

[三、药王]

药王由中国古代历史上或传说中的名医演化而来。①神农氏,尝百草,首创医药,世尊为药王。②战国时渤海郡人扁鹊,姓秦,名越人。曾受异人医术,洞晓医源,深明医理,在齐、赵行医,传黄帝《素书》,与扁鹊论脉法,后世祀为药王。宋时封为"灵应侯",后又封"神应王",道教尊其为"灵应药王真君",祀为药王。《正统道藏》收有《药王八十一难真经》。③孙思邈,博通百家,擅

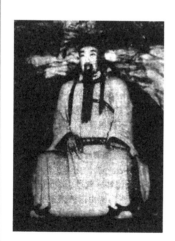

药王

长阴阳术数,修炼行医,多有建树。北宋时封为"妙应真人",后人尊之为药王,奉祀不辍。④韦慈藏,唐景龙中(707～710)光禄卿,以医术知名,称为药王,享祀于三皇庙中。⑤三皇,见《古今图书集成·神异典》。三皇本为医王,元明以来以医王庙祀之,清改称药王,庙在顺天府,主祀伏羲、神农、黄帝,以及秦汉以来各代名医。⑥韦古,字老师,西域天竺人。医道高超,闻名于京师,被称为药王。为祀药王常于夏历四月二十八日举行药王会。

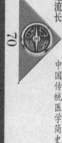

[四、扁鹊]

扁鹊是战国时期医学家。中医早期脉诊的倡导者。姓秦，名越人。渤海郡郑（今河北任丘）人。相传扁鹊为远古时的名医之号，因秦越人精于医术，故人亦称其为扁鹊。年轻时从长桑君学医，尽得其传。他善于诊断，尤精于望诊和脉诊。史载他以望诊判断蔡桓公（齐桓侯）的病证，由浅入深，并预言其预后不佳。桓侯因拒绝接受诊治，其病果然不起。扁鹊又曾准确地诊断虢国太子的"尸厥"证（假死），并用针熨诸法救治而愈。司马迁《史记·扁鹊仓公列传》中称："今天下言脉者，由扁鹊也"，并盛赞扁鹊医德高尚。扁鹊当时曾游走各国，并随俗而变，或为带下医（妇科医），或为小儿医，或为耳目痹医；医术高明，既能施针砭，又能用汤熨。据传《难经》为其所作，其内容以讨论脉诊为主。

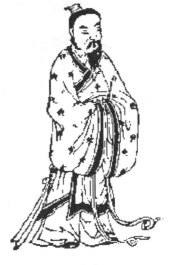

扁鹊

[五、淳于意]

淳于意（公元前2世纪）是西汉临床医学家，中医医案记录创始人。曾任齐国太仓长，故又称太仓公、仓公。齐临菑（今山东淄博市临淄）人。年轻时曾师从公孙光学医。高后八年（公元前180）又拜同郡元里公乘阳庆为师，得受黄帝扁鹊之脉书、上下经、五色诊病、奇咳术、揆度阴阳外变、药论、石神、接阴阳等医药秘籍。研习三年后，医术大有提高，诊病能知人生死。后因得罪权贵，于汉文帝四年（公元前176）被逮至京都长安问罪，他的小女缇萦随同前往，并上

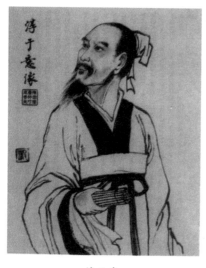

淳于意

书皇帝，愿荐身为官婢，以赎父刑。文帝十三年，汉文帝赦免淳于意，同时宣布废除部分肉刑，这就是历史上有名的"缇萦救父"的故事。在此期间，淳于意曾多次回答朝廷的讯问，详细陈述了自己的学医经过及为人治病的具体情况。他的答词即为后世所称的"诊籍"，是中国现存最早见于文献记载的医案。在"诊籍"中，淳于意介绍了25个病例，记载了患者姓名、职业、里籍、疾病症状、脉象、诊断、治疗、预后等情况。所记病例以消化系统疾病为多，在治疗方面则偏重于药物，如汤剂有下气汤等；散剂有莨菪等；含漱剂有苦参汤等。此外他还擅长刺法、灸法及冷敷等疗法。"诊籍"中还真实地报告了治疗效果：25例患者有10例医治无效而死亡。反映了中国古代医家实事求是的优良传统。淳于意的弟子有宋邑、高期、王禹、冯信、杜信、唐安等人。

［六、张仲景］

张仲景(公元2～3世纪)是汉代医学家。即张机。南阳郡涅阳(今河南南阳)人。据说曾任长沙太守。少时学医于同郡张伯祖。东汉末，疾疫流行，仲景宗族在不满10年中死去2/3成员，主要病状都是伤寒发热，然后转至危殆。仲景悲痛之余，发愤著书，他勤求古训，博采众方，撰成《伤寒杂病论》。吸收《内经》《难经》《阴阳大论》《胎胪药录》，并《平脉辨证》诸书精义。依据伤寒发热病整个起始发展变化过程以及病邪侵害脏腑经络程度，结合患者内在正气盛衰，总结伤寒发展规律和辨证施治法则，为中国古代医学开创了理论与临床实际相结合的典范。

《伤寒杂病论》包括"伤寒"和"杂病"两部分内容。伤寒部分（即《伤寒论》），按该病起始为发热的特征，分成六种证候类型，即三阳（太阳、少阳、阳阴）、三阴（太阴、少阴、厥阴），三阳表示热实，三阴表示寒虚。根据病邪侵入肌体程度、病势缓急，用四诊（望、闻、问、切），八纲（阴、阳、表、里、寒、热、虚、实），辨证施治确定病情。六经病证各有主治方，按汗、吐、下、和、温、清、补、消，结合《内经》有关正治、反治、异病同治、同病异治各种治则，共包括397法、113方。其中方剂如桂枝汤、白虎汤、小柴胡汤等，方简意明，具有临床实际效果，便于学者掌握。

杂病部分（即《金匮要略》）主要论述伤寒以外的各种内科疾患，如痉、湿、暍、中风、历节、血痹虚劳、肺痿、肺痈、咳嗽、胸痹、心痛、短气、腹满、寒疝、风寒积聚、痰饮、消渴、黄疸、惊悸、吐衄、呕、吐、哕、下利，以及一些外科疮痈、妇女妊娠和各种杂疗急救症治。这部分论述不以六经论治，而是根据病证按脏腑病机辨证治疗。各类杂病，均有主方。同时讲求药物配伍。一些方剂，除汤、散、丸外，还有酒、熏、洗滴等多种疗法。

张仲景还特别提出治疗"未病"的观点，即认为医生治病首先应从预防疾病出发，其次，也要懂得既病之后，脏腑传变的关系。

《伤寒杂病论》撰成后，因战乱原稿散佚，后幸经晋代王叔和收集整理，改编成《伤寒论》《金匮玉函方》二书。迄于北宋中期，校正医书局复依据几种传本，重新整理成《伤寒论》《金匮玉函经》《金匮要略》三种书籍。

张仲景的著作对后世影响很大，由宋迄今，注释和阐发各书奥义的医家很多。张仲景方被推为"众方之祖"，称为经方。张仲景并被尊为"医圣"。河南南阳重修了张仲景纪念祠，成立了张仲景国医大学，以弘扬

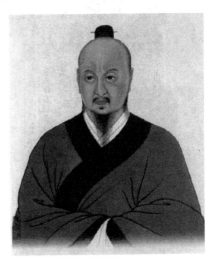

张仲景

其医学成就。

外国如日本对于张仲景研究也很深入，论著颇多。特别是 19 世纪时，日本还先后发现康平三年（1060）侍医丹波雅忠抄录的《伤寒论》卷子本，以及康治二年（1143）沙门了纯依据唐人写本所抄录的《伤寒论》。两书原本均较北宋校正医书局校定的《伤寒论》时间为早，内容也有许多不同，对考订《伤寒论》原文具有重要参考价值。

《隋书经籍志》还记载：《张仲景方》15 卷、《张仲景评病要方》1 卷、《张仲景疗妇人方》2 卷，均佚。

［七、华佗］

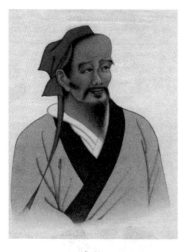

华佗

华佗（公元 2～3 世纪）是东汉临床医学家。以擅长外科手术和设计体育医疗的五禽戏而著称于世。字元化，沛国谯（今安徽亳县）人。本为士人，早年游学徐州，兼通数经，晓养性之术。太尉黄琬等人曾两次辟其为官，皆不就，年百岁犹有壮容。曹操积苦头眩，闻佗医技精良，召其常侍左右，以针灸治疗，随手而愈。但他性情孤傲，又去家思归，以妻疾为托，归家至期不返，累召不应，被曹操所杀。临死，曾出书稿一卷与狱吏，吏惧而不敢受，及索火烧之，未能传世。后世《中藏经》是托名之作。

华佗精于方药，医学造诣甚深，医疗涉及面很广，传世治疗案例即包括现在的传染病、寄生虫病、妇产科病、小儿科病、呼吸器官病及皮肤病等。尤其在全身麻醉和外科手术上有相当成就。他主张积极的体育锻炼，创"五禽之戏"，即模仿虎、鹿、熊、猿、鸟五种动物的动作，以活动筋骨，疏通气血，增强体质，防治疾病。人有不适，作一禽之戏即舒。他医术精良，疗疾处剂用药不过数种，针灸取穴不过数处，沿用至今的还有其所创沿脊柱两旁夹骨施针之穴，现名为"华佗夹脊穴"。弟子有吴普、樊阿、李当之等。

[八、皇甫谧]

皇甫谧（215～282）是魏晋间医学家。著《针灸甲乙经》，对针灸学术的发展有很大贡献。幼名静，字士安，自号玄晏先生。安定朝那（今甘肃平凉西北）人。幼年过继于叔父，迁居新安（今河南渑池）。少不好学，20岁后始发愤读书，从垣席学习儒学，成为当时著名的经学家。42岁时因患风痹疾，苦聋百日，方开始涉猎医学。他鉴于医经重复，互错之处甚多，且偏于理论阐述，不切临证实用，故取《黄帝针经》（即《灵枢》）、《素问》和《明堂孔穴针灸治要》三书，"使事类相从，删其浮词，除其重复，论其精要，厘为十二卷"，著成《针灸甲乙经》。该书是中国第一部体系较为完备的针灸专著，也是《内经》的重要古传本。另撰有《寒食散方》两卷，现已不存，但部分佚文尚可见于《诸病源候论》和《医心方》等书。

[九、葛洪]

葛洪（281～341）是东晋医学家、哲学家。字稚川，人称葛仙翁。丹阳句容（今江苏句容）人。原为世家，至其父葛悌家道中落，13岁丧父，家境贫苦而勤奋攻读。他注重实践，凡事要求亲身目验，反对偏信耳闻。他对医学中的实际问题常躬亲实验，取得不少发明发现，如发现沙虱病的沙虱正赤如火，其形如疥虫；

第三章　群贤毕至　少长咸集

75

以白纸蘸尿，染黄如檗者即为黄疸，以及首次发现并描述天花之病状等。由于经常深入民间而了解民间患急症时需要简便易得、价廉效验的方药，便潜心"贫家野居""皆能立办"的治疗方法，总结出较多治疗急症的有效方剂和方法，如以狂犬脑髓敷伤口治狂犬病，以富含 B 族维生素的大豆和松叶治脚气病，以青蒿绞汁治疟疾，以及解毒、小夹板疗骨折复位等。这些都是医学史上的创举。他还重视灸法治病，并首次记述

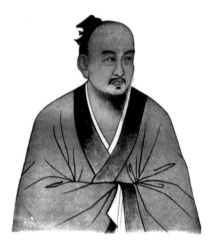

葛洪

捏积、食道异物急救、放腹水等治疗技术。他这种讲求实效，方便大众的医疗思想与方法，对后世界影响至深。孙思邈在《千金要方》中提到他自己"采葛生之《玉函》，奇方毕综"，明清时代发展起来的走方医、铃医都受到葛洪思想的影响。存世著作有《肘后方》等。

[十、陶弘景]

陶弘景（456～536）是南北朝时梁代道教思想家、医药学家。字通明，自号华阳隐居，后世又称陶隐居，又号胜力菩萨，或云陶胜力。丹阳秣陵（今江苏南京）人。著述甚丰，其中《本草经集注》对中国本草学著作影响巨大。未弱冠即为诸王侍读，善琴、棋、工草、隶书。仕齐，拜左己殿中将军。后隐居于句容（今江苏境内）茅山中，梁武帝礼聘不出，但参与朝中大事咨询，人称"山中宰相"，卒谥贞白先生。陶弘景在天文、历算、地理等方面均有造诣。自谓"吐纳余遐，颇游意方技，览本草药性，以为尽圣人之心"。

陶弘景有感于当时本草学著作的混乱情况，参考《神农本草经》和《名医别

录》，著成《本草经集注》（原书已佚，现存有敦煌卷子残本）。中外学者对本书的评价很高，它完成了使中国主流本草学著作雏形大定的历史任务，被誉为本草史上的一座丰碑。该书成就主要在于按统一体例整编了当时流传的各种《神农本草经》，选定药物 365 种，以成定本，并增补《名医别录》药物 365 种；首次按药物的自然属性，以玉石、草、木、虫兽、果菜、米食等分类，较《神农本草经》上、中、下三品分类有突破性意义的进步，一直影响后世本草学著作；首创"诸病通用药""七情表"，依药物的治疗性能分类，有利于临床实用；描述药物形态和确定药物产地，成为早期本草最富新意的内容，对确定药材品种，保证用药安全有重要意义，并成为后世本草学著作一大内容。陶氏对辑录的《神农本草经》和《名医别录》内容采用朱墨分书、个人见解小字夹注的出处标注体例，使全书内容源流清晰，并成为优良传统，一直被后世继承。但陶弘景的主张中也有一些受限于时代的认识和观点。又身囿江南，对北方所产药物的记载有一些错误。又鉴于葛洪《肘后救卒方》阙漏未尽，增订成《补阙肘后百一方》（又称《肘后百一方》）。另著有《养性延命录》《陶氏效验方》《太清草木集要》《药总诀》《服饵方》等书多种，均佚。近年有称原本为敦煌卷子的《辅行诀脏腑用药法要》，亦题名为陶弘景所撰。

［十一、孙思邈］

孙思邈（约 581～682）是唐代医学家，中医医德规范制定人，人尊为"药王"。京兆华原（今陕西耀州区）人。自幼多病，立志于学习经史百家著作，尤立志于学习医学知识。青年时期即开始行医于乡里，并获得良好的治疗效果。他对待病人，不管贫富老幼、怨亲善友，都一视同仁，无论风雨寒暑，饥渴疲劳，都求之必应，一心赴救，深为群众崇敬。大业（605～618）年中，曾游学四川。后唐太宗、高宗曾多次招他任国学博士、谏议大夫等职，均谢绝，唯于咸亨四年

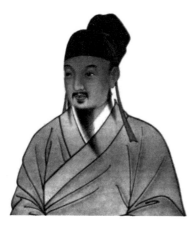

孙思邈

（673）任承务郎直长尚药局，掌管合和御药及诊候方脉等事务，上元元年（674）即因病辞退。当时名士宋令文、孟诜、卢照邻皆视他为老师。

孙思邈在数十年的临床实践中，深感古代医方的散乱浩繁和难以检索，因而博取群经，勤求古训，并结合自己的临床经验，编著成《千金要方》和《千金翼方》反映了唐初医学的发展水平。

孙思邈在医学上的成就是多方面的。在伤寒学方面，他将《伤寒论》内容，较完整地收集在《千金要方》中。他认为张仲景的《伤寒论》要旨"不过三种"，并以此三方为纲要，将张仲景的六经辨证法改为按方剂主治及临床表现特点相结合的分类法。他总结妇科、儿科成就，提出应各独立设科，对妇科、儿科形成专科有促进作用。他提出的妇女孕期前后的注意事项与当前围产医学的内容有不少符合之处。他对婴儿生长的观察及护理方法亦富科学内容。在对疾病认识上，如对附骨疽（骨关节结核）的好发部位，消渴（糖尿病）与痈疽的关系，有关麻风、脚气、夜盲、甲状腺肿的描述和治疗等都有创见。还倡行了葱管导尿术、食道异物剔除术以及自家血、脓接种以防治疖病的免疫法等。在养生延年方面，提倡按摩、导引、散步、轻微劳动及食治、讲求卫生等结合，为老年病防治留下了宝贵经验。

孙思邈逝世后，被尊被为药王，并将他故乡的五台山改为药王山，还为他建庙塑像，树碑立传。

[十二、刘河间]

刘河间（1120～1200）是金代医学家。即刘完素。字守真。今河北河间市人，号河间居士，故人称刘河间，自号通玄居（处）士。金元四大家之首，寒凉派的创始人，温病学的奠基人之一。金章宗（完颜璟）三次征聘，皆不就，遂赐号高尚先生。刘完素自幼耽嗜医书，唯对《素问》爱不释手，造诣颇深。代表作有《素问要旨论》《宣明论方》《三消论》《伤寒标本心法类萃》等。

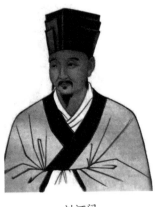

刘河间

中国临床医学从《伤寒论》问世以来，又经过700余年的实践，对疾病发生发展及辨证施治规律的认识有了很大提高。理学的兴起，活跃了学术研究的风气，医学流派相应而成。刘河间潜心研究《内经》及当时盛行的五运六气学说，并结合临床实际，阐明生理、病理及治疗规律。认为"人一身之气，皆随四五运时六气盛衰而无相反。"用亢害承制理论解释病机。在病理变化中指出，本质与现象不合是因为五运之中，一运过极而他运承制使然。即"己亢过极，则反似胜己之化"，如寒极似火，热极反寒等。他深研《内经》病机十九条，发现六气为病中缺少燥淫，因而加以补充，"诸涩枯涸，干劲皴揭，皆属于燥"。使《内经》六气病机得为全璧。并以脏腑病机、六气病机与运气学说相结合，将病证分为五运主病，六气主病等大类，可谓纲举目张。于杂病方面，对消渴病有独到之处，他发展了伤寒学说，力倡寒凉治渴热，给中医治热病另辟一途，对其后攻下派(以张子和为代表)，滋阴派（以朱丹溪为代表）之形成有所启示。他反对晋唐以来不少医家注重搜集中药方剂，而忽视医学理论研究的倾向，提出新的病机学说，开金元医学争鸣之先河，并形成了河间学派，对后世影响很大。弟子有马宗素、穆大黄、荆山浮屠等，罗知悌（朱丹溪之师）为其再传弟子，葛雍、镏洪、张子和则是私淑弟子。

刘河间用药多寒凉，《四库总目》说他："多用凉剂，偏主其说者，不无流弊。"

[十三、张子和]

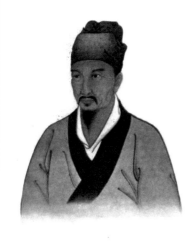

张子和

张子和（约 1156～1228）是金代医学家。即张从正。字子和，号戴人。睢州考城（今河南省兰考县）人。金元四大家之一，攻下派倡导人。在兴定（1217～1222）中曾擢为大臣，不慕名利，不久辞去。其学继承刘河间，用药多寒凉，提倡汗、下、吐三法治病，提出"攻邪论"成为攻下派之祖。代表作有《儒门事亲》15 卷。他认为人身之病，非人身素有，或自外入，或自内生，皆为邪气。如天之六气，风寒暑湿燥火，地之六气，雾露雨雹冰泥；人之六味，酸苦甘辛咸淡，均可致病。治疗多用汗下吐三法，他的三法，包括很广，凡能使邪从上窍而出者，皆为吐法，如引涎漉涎，嚏气追泪，呕吐出痰等；凡能解表者，皆属汗法，如灸、熏、渫、洗、熨、烙、针刺、砭射、按摩、服药等；凡能使邪气下行者，皆属下法，如催生、下乳、磨积、逐水、通经、泄气、通便、利尿等。因此除补法外，临床治法，基本囊括于他三法之内，运用于各科疑难病证。他还提出，"攻邪用药，扶正以食"的正确治疗观点，对于各科病的具体食疗法亦较为详尽。他将疾病分为风寒暑湿燥火六门。他还提倡心理疗疾，以情制情的主张。主张"悲胜怒，以怆恻苦楚之言感之；恐胜喜，以迫遽死亡之言怖之；怒胜思，以污辱欺罔之言触之；喜胜悲，以戏谑亵狎之言娱之；思胜恐，以虑彼志此之言夺之。"并且留下大量心理疗疾的验案。

他的门人有常德、麻知几，李子范等。后继者有元末王珪，明初王三尊以及日本中神琴溪等。他的治疗方法曾被清代走方医发挥为"禁截顶串"诸法而视为专门绝技，清代赵学敏将其技编为《串雅》而广为流传。但张子和的一些主张过于偏激，《四库总目》说他："中间负气求胜，不免过激。"

[十四、李东垣]

李东垣（1180～1251）金元四大家之一，脾胃学说的创始人。即李杲。字明之，晚号东垣老人。真定（今河北正定）人。自幼喜爱医药，20多岁时，母亲得病，医治无效而亡，于是立志学医，拜名医张元素为师。曾以进纳作济源（今属河南）监税官，当地流行俗称"大头天行"的传染病，死亡率极高，他探本求源，拟订方药，治愈不少病人，名声大振。元壬辰（1232）避兵东平（今属山东），甲辰（1244）还乡，收罗天益为学生。他在学术上深受张元素的影响。当时中原战乱，人民生活动荡，精神恐惧，温饱得不到保证，造成很多疾病。单纯运用治伤寒的方法不能奏效。他根据《内经》四时皆以养胃气为本的理论，结合自己长期的临床经验，提出"内伤脾胃，百病由生"的论点，并系统阐述了脾胃的生理功能，内伤病的致病原因、发病机理、鉴别诊断、治疗方药等问题，创立脾胃学说。认为脾胃是元气之本，元气是健康之本，如果"脾胃之气既伤，而元气亦不能充，而诸病之所由生也"（《脾胃论》）。还认为脾胃是人体气机升降运动的枢纽，脾胃有伤，上可影响肺，下可波及肾，并可涉及大肠、小肠和九窍。只有谷气上升，脾气升发，元气才能充沛，才可防止疾病的发生。因此，在治疗上重在补益脾胃，尤其强调升发脾胃之阳，制订了补中益气汤、升阳益胃汤、黄芪人参汤等方剂，并首创甘温除热法治疗体虚身热，取得良好疗效。他的学术理论为中医学的发展做出了卓越的贡献。脾胃属土，故后世推他为"补土派"的代表人物。著作有《脾胃论》三卷（1249）、《内外伤辨惑论》三卷（1231）、《兰宝秘藏》三卷（1251）、《医学发明》（1315），以及《伤寒会要》《用药法象》《东垣试效方》等。而题名为李东垣撰的《保婴集》《伤寒治法举要》《东垣心要》《活法机要》《医学法门》《珍珠囊指掌补遗药性赋》等，都是托名作品。

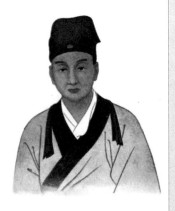

李东垣

［十五、朱丹溪］

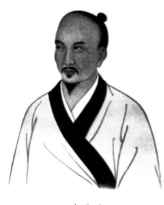

朱丹溪

朱丹溪（1282～1358）是元代医家。即朱震亨。字彦修，因居地有水名"丹溪"，人称丹溪先生。婺州义乌（今浙江省义乌市）人。金元四大家之一。青少年时期为应科举考试，钻研儒家经典。35岁师从著名理学家许谦。43岁从罗知悌学医。罗精于医学，其学宗法刘河间，旁通于张子和、李东垣二家之说，认为："学医之要，必本于《素问》《难经》，而湿热相火为病最多。"朱丹溪的主要著作有《格致余论》（1347）、《局方发挥》（1347）、《本草衍义补遗》，以及《金匮钩玄》3卷（1358）。其门人整理编纂的《丹溪心法》可以体现他的医疗经验，对后世影响较大。他的学说主要内容有：①阳常有余阴常不足论。由此引申为气常余血常不足，故主张顺应阴阳之理，提倡男三十、女二十而后嫁娶，把理学的"主静""收心""养心"说与《内经》的"恬淡虚无，精神内守"说结合起来，用澄心静虑的方法防遏相火妄动。②相火论。相火为肝肾二脏专司，分属于心包、膀胱、三焦、胆诸腑。相火有常有变，常态属生理性相火，至关重要，"人非此火不能有生"，是生命活动的动力；如相火越位而妄动，则伤阴耗精，变生多种疾病。针对这种内生火热，主张应用滋阴降火的治疗方法。③对《局方》的批评，在《局方发挥》中集中地批评了宋代官方颁布的《和剂局方》和宋元之际崇奉《局方》形成的"《局方》之学"。指出《局方》忽视辨证，"一切认为寒冷"，滥用温热香燥药物和"一方通治诸病"的危害。主张临病制方，反对不问病由据证验方的医疗风气。④气血痰郁辨证治疗。在杂病治疗中，朱丹溪广泛应用气血痰郁辨证方法，尤其对郁证病机的阐发和痰证证治的论述，均较前人深入。⑤治疗中注意顾护正气，慎用汗、吐、下等攻击法。⑥以节欲为中心的养生学思想。为主节饮食、戒色欲，反对服食丹药。

朱丹溪受宋元理学影响较深，常援引理学解说医理。从此理学渗入医学，并影响到明代的某些医家（如孙一奎等）。他淡泊名利，医德高尚，培养了很多医学人才，弟子戴原礼、赵良仁、王履等都颇有成就。承其学者还有汪机、王纶、虞抟等。在日本，田代三喜、曲直濑道二等医家接受并提倡丹溪学说，尤其是相火论、郁病说和气血痰郁辨证影响较大。

［十六、李时珍］

李时珍（约 1518～1593）是明代医药学家、博物学家。古代科学巨著《本草纲目》的作者。字东璧，号濒湖山人，人称李濒湖。蕲州（今湖北蕲春）瓦硝坝人。世医出身，父李言闻（字子郁，号月池）曾任太医院吏目，著有《四珍发明》《蕲艾传》《人参传》等书。自幼习儒，博览群书，曾师事理学家顾日岩。14 岁考中秀才，后经三次乡试落榜，遂继承家学，以医为业。因医术精良被聘为楚王府奉祠正，掌管良医所，后又

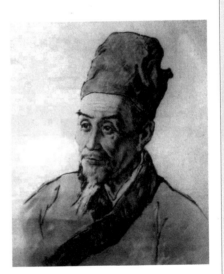

李时珍

被举荐进京入太医院供职，一年后辞归故里，悉心著述。所著《本草纲目》费时 27 载（1552～1578），三易其稿。还著有《濒湖脉学》（1564）、《奇经八脉考》（约 1572）等多种。

李时珍生活在明末文化发达地区，长期学习儒学，文化水平高，又受过医药家庭的熏陶，因而能把握当时医药发展中存在的问题，结合个人实践经验，写出一系列高质量的医药著作，他鉴于本草著作关系治病救人大事，历代注解本草的著作很多，谬误也不少，认为很有必要重新加以整理考订。宋代的《证类本草》

产生之后500多年间,大量散在的药学知识未得到汇集整理,其间错误也未予纠正;原有本草书已不能适应药学发展的需要,因而对古代文献做了研究考证,收集当代的资料,进行辨疑、订误,从800余种医药及经史百家书中搜集资料,终于完成《本草纲目》这一巨著。他运用实地调查方法,请教有实践经验的人,进行多学科综合研究,采取比较分析、辨证和实事求是的科学态度,在书中采用"纲目"的事例,建立了足以与生物学上双名法类似的分类体系,在动物学方面具有进化论的思想萌芽。李时珍深受儒家格物穷理思想的影响,在药学理论,药物品种考订方面具有许多新见解,纠正了一些错误,极力反对迷信服食。在医学思想方法上,他崇奉金元医学大家张元素、李东垣。《本草纲目》博大精深的内容把中国古代药物学发展推向高峰,在国内外科学界有深远的影响。英国科技史家李约瑟称他为"中国博物学中的无冕之王",称《本草纲目》是"明代最伟大的科学成就"。

李时珍对脉学也有很深造诣,所著《濒湖脉学》全面总结了明以前的脉学成就,编为歌诀体裁,便于记诵普及。其《奇经八脉考》对经络学说有一定的补充和贡献。还著有《濒湖医案》《濒湖集简方》《命门考》《命门三焦客难》等,均佚,但这些书的某些内容在《本草纲目》中也有所反映。

[十七、张景岳]

张景岳(1563~1640)是明代医学家。即张介宾。字会卿,号景岳,别号通一子。浙江山阴人。先世居四川绵竹。少时随父至京师,学医于金英(字梦石),遂精医道,壮岁从戎幕府,出榆关,渡鸭绿,颇有医名。明代黄宗羲《张景岳传》(《南雷文定·前集》卷九)谓:"谒病者辐辏其门,沿边大帅皆遣金币致之。"后返故里,埋头著述。以数十年精力先后写成《类经》32卷(1624),《类经图翼》11卷和《类经附翼》4卷,晚年著《景岳全书》64卷及《质疑录》1卷。

《类经》是他研读《内经》用时30年写成的。他将《素问》《灵枢》加以重新编次。归纳为摄生、阴阳、藏象、脉色，经络等 12 类，共 390 余章节，条理井然，便于寻览，为后世称道。《类经图翼》以图解的方法说明运气和经络大要，《类经附翼》则论述"易理"之学对于医学的重要性。倡"医易同源"学说，谓："易具医之理，医得易之用。"有三焦包络命门辨、"大宝论""真阴论"诸文，详述"命门水火"之说，指出保持命门真阴、真阳最为重要。命门亏损则百病皆至。《景岳全书》主要倡人体命门要义和甘温固本学说，并论述脉学、伤寒、杂证、妇人、小儿、痘疹、外科诸病。书中尚有《本草正》2 卷，列常用药 300 味，对人参、附子、熟地、大黄叙述尤详，认为是"药中四维"。他把方剂分为补、和、攻、散、寒、热、固、因八类，称为"八阵"。其中他补入的新方大补元煎，左归饮、丸等方，重用熟地，认为该药阴中有阳，可以大补血虚，滋培肾水。他还指出，历代医家常用的八味丸、六味丸，因其中有茯苓、泽泻，二药皆"渗利太过"，故不可用。

《质疑录》共 45 论，为张景岳晚年著作，内容系针对金元各家学说进行探讨，并对早期发表的论述有所修正和补充。《四库全书总目》曾评《景岳全书》"专

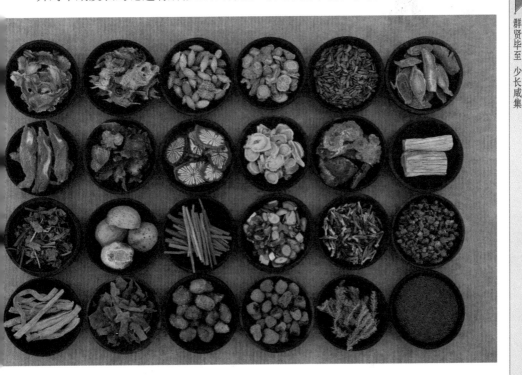

以温补为宗，颇足以纠卤莽灭裂之弊，于医术不为无功"，但又指出："不察证候之标本，不究气血之盛衰，概补概温"，亦不妥当，用药者，总要从病之宜。另外，陈修园还曾撰《景岳新方八阵砭》。

[十八、吴又可]

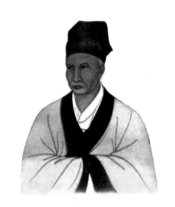

吴又可

吴又可（17世纪）是明末温病学家，温病病因新学说创始人。即吴有性，字又可。吴县（今江苏苏州）人。明末江浙、直隶、山东各有疫病猖獗流行，医者以通行治疗伤寒的理法遍治不愈，吴又可在所著《温疫论》（1642）中提出一种疠气致病说，即温疫并非古人所谓感受外邪所致，而实为一种肉眼不能见的无声无臭的杂气所侵而成。此杂气具有多样性及特异性，能引致不同的病症，诸如痘疮、斑疹、痢疟、大头瘟、蛤蟆瘟等，而侵入之杂气又与牛、羊、鸡、鸭等之杂气互不相干，各有所偏。他还预见到将来治疗温疫症，必有"一病只须一药之剂，而病自已"的时候，这也是以他的先进治疗思想为基础的。

他所创用的达原饮等方剂，在历史上曾起过积极的作用。他的学说实为后来温病学派的先河。他敢于对古医经学说进行补充，并另立新说，为后代医家所赞许。《清史稿》有"自有性书出，（瘟疫）始有发明"的说法，而《四库全书总目》也认为自吴氏著作问世之后，"温疫一证，始有绳墨可守，亦可谓有功于世矣"。

［十九、叶天士］

叶天士（1667～1746）是清代温病学家、温病学派代表人物之一。即叶桂。字天士，号香岩。吴县（今江苏苏州）人。出身于医学世家。祖父叶时、父亲叶朝采都是当地名医。自幼受家庭熏陶，广泛阅读医书，并通诗文辞赋。14岁时父亲去世，便随父亲门人学医，后又多处访师，相传10年中共拜师17人。至30岁时，已治愈许多疑难病症，名声四传。

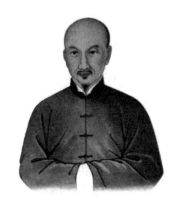

叶天士

在脾胃学说方面，他认为脾胃与四脏都有密切关系，提出"脾胃有心之脾胃，肺之脾胃，肝之脾胃，肾之脾胃"。在治疗上，对于养胃阴一说阐述精详，并主张"认清门路，寒热温凉以治之，未可但言火能生土而用热药"。这些论点为脾胃学说增添了新的内容。他是温病学派的代表人物之一。《温热论》一书集中反映了他的学术见解。他认为温邪由口鼻侵入人体，提出"温邪上受，首先犯肺，逆传心包"，揭示了温热病的发病途径和传变规律。还总结出舌苔、牙齿和斑疹白痦色泽等变化与温病病情的关系，发展了温病的诊断方法。并根据温病的变化过程，提出"卫之后，方言气，营之后，方言血"以及"在卫汗之可也，到气才可清气，入营犹可透热转气，入血就恐耗血动血，直须凉血散血"的辨证施治纲领。从而使温病学有了较为完整的理论。后来，吴鞠通所写的《温病条辨》采录了他的大部分理论和经验。

他毕生忙于诊务，著作很少，现传的《温热论》《临证指南医案》《叶氏存真》和《未刻叶氏医案》等，都是其门人根据他的口授或临床实践中的笔记编辑整理而成。而《医效秘传》《叶氏女科证治》《本草经解》等，一般认为是后人伪托的。

［二十、徐大椿］

徐大椿（1693～1771）是清代医学家。原名大业，字灵胎，人称徐灵胎。晚号洄溪老人。江苏吴江人。行医50余年，主张注重经典医著，并能糅合刘河间、李东垣、朱丹溪、张景岳各家学说，结合临证经验，发挥己见，以自立其说。生平著作甚丰，主要有《医学源流论》《医贯砭》《慎疾刍言》《兰台轨范》等，后世刊有《徐灵胎医学全书》多种。

徐大椿家世习儒，其祖父在清康熙时以翰林纂修《明史》，父亦通文学。其少承家学，于诗词音律、拳术击技，无不通晓，后因家人有误于医，始习医学，年20从学于周意庭。

学术上，他主张研究医学应该从源到流，首先熟读《内经》《神农本草经》和《伤寒论》《金匮要略》等经典医著，继而博览群书，以广见识，取长补短，不落入窠臼。对于当时医学界中的温补风气，极力反对，认为临证应根据病人的

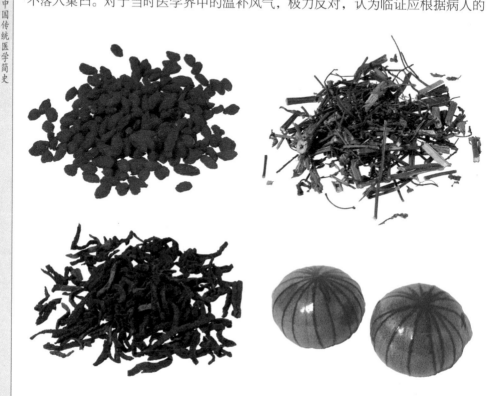

不同体质，不同病因和不同的受病部位，精确地进行辨证论治，并且还须熟练地掌握理法方药的运用。而《内经》的辨证实质，首先在于了解病人的爱恶喜乐和体质强弱以及生长生活条件等情况，才能免致主观偏见之弊。疾病的发生，必先有致病病因，而后多病的部位可以寻求。用药配方既要有法度，又不能胶柱鼓瑟，还可用针灸、熨浴、按摩等多种方法配合，以收到良好效果。在研读《伤寒论》中，指出该书原为救误之书，当时随证立方，并无定序，主张不以六经分类，使方以类从，证随方见，可按证索方，不必循经求证，对发挥伤寒学说起了一定的作用。但有时遵古太甚，对《医贯》一书的批判也失之偏激，是其学术上的不足之处。

［二十一、吴鞠通］

吴鞠通（1758～1836）是清代温病学家，温病学派奠基人之一。即吴瑭。字鞠通。江苏淮阴人。一生经历过多次瘟疫流行，其父也死于温病，因而毕生致力于温热病的研究，认为吴又可的《温疫论》议论宏阔，但治法支离驳杂；叶天士持论平和，立法精细，但只有医案散见于杂病之中，人多忽视而不深究。遂在叶天士卫气营血辨证及薛雪《湿热条辨》的基础上著《温病条辨》（1798），总结出温病的三焦辨证大法。本书在论温病的病机、辨证、论治、方药等方面都自成一家。其"上焦篇"有辛凉平剂、辛凉轻剂、辛凉重剂之分；"中焦篇"有脾阳、脾阴和胃阳、胃阴之辨，其中治胃阳胃阴的五承气汤颇为后世称誉；"下焦篇"确立了养阴清热十法，有养而涩者、养而镇者、养而潜者、养而济者、养而润者、养而清者等。他善于总结他人经验，所拟桑菊饮、清宫汤等方剂，仍为现代所常用。他治杂病的经验，集于《吴鞠通先生医案》（1798）之中，特点是临证善于根据具体情况变通使用经方。还著有《医医病书》（1798）。

［二十二、王清任］

　　王清任（1768～1831）是清代医学家。字勋臣。直隶玉田（今河北省玉田）鸦鸿桥人。出身武庠生，捐资得千总衔。精于医术，嘉庆道光间，名噪京师。他强调医学要了解人体脏腑，否则"本源一错，万虑皆失"。主张著书立说必亲临其症，反对脱离实际和徒具虚名。他发现古书记述的脏腑存在许多谬误，"尝有更正之心，而无脏腑之见"。30 岁时（1797），他在滦州（今河北省唐山）稻地镇一义冢，连续 10 天观察了 30 余具小儿尸体，后又在奉天（今辽宁省沈阳）和北京先后三次亲临刑场，观察尸体。经过 42 年的不懈努力，他把所了解的人体内脏绘成亲见改正脏腑图 42 件，连同其他医论，于 1830 年著成《医林改错》（2 卷）。英国人德贞曾把是书上卷一部分译成英文，刊登于 1893 年和 1894 年《博医会报》。

　　王清任对解剖学和某些生理功能的认识，以及气血的理论和临床实践经验方面，都比前人有新的发现和创造。在解剖学方面，他发现了许多前人没有记述过

源远流长　中国传统医学简史

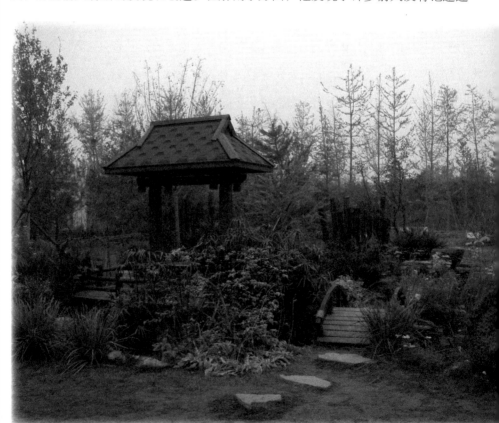

的重要器官，如主要动、静脉血管的形状和解剖位置。他指出肺脏是两叶，并看到气管、支气管、细支气管等。还指出肝有四叶，胆腑于肝右第二叶；其他如胰脏、胰管、胆囊管、幽门括约肌、肠系膜等，大都与现代解剖基本符合。他纠正和批判了前人关于脏腑的一些错误论述，如"脾闻声则动""肺中有二十四孔""肝居于左"等，并对三焦和心包络提出了怀疑。在李时珍、金声、汪昂关于脑的论述基础上，王清任进一步阐发了人的"灵机记性不在心在脑"的主张，认为耳、目、鼻、舌等的功能都与脑相关。

王清任论病立方也多独见，认为元气是人体活动的源泉，强调气血相关的重要性，指出："元气既虚，必不能达于血管，血管无气，必停留而瘀。"因而在立法处方中提出补气活血和逐瘀活血两个治则，并主张应根据瘀血的不同部位而立方。他在《医林改错》中根据自己对于气血的认识和解剖学的观察，创新方31首，化裁前人妇产方2首。这些方剂中具有"活血逐瘀"作用的占22首。他首创解毒活血汤和急救回阳汤，治疗上吐下泻，转筋以及亡阳之症的治疗方法。他根据气血理论，否定了前人关于半身不遂是风火湿痰引起、痘疮由胎毒所致的说法。尽管王清任的解剖观察和论述存在许多谬误，他在中国医学史上仍不失为具有实践和创新精神的医学家。

[二十三、张锡纯]

张锡纯（1860～1933）是中西医汇通派代表人物之一。字寿甫。河北盐山人。自幼习四书五经，青年时才开始学习中医学。其时正值清末，西医学已在中国迅速传播。他比较中西医学，认为各有长短，因而自30岁后又自学西医，试图吸收西医长处以补中医的不足。民国初年，应德州驻军统领聘请，在该军任军医正数年，后又返回医界。1918年在沈阳创办立达中医院，自任院长。1928年后定居天津，曾办国医函授学校。著有《医学衷中参西录》30卷。

张锡纯治学主张以中医为主体，取西医之长补中医之短，倡导"衷中参西"。在临床实践中每中西药并用，认为西药治标，以中药治本，则奏效必捷。在理论上，常将中医脏象学说与西医解剖生理互证，力图沟通中西医，如认为《内经》所述厥证即西人所谓脑充血等。此外，他临证讲究详细记录病情，用药讲求实效，创制的许多新方如镇肝熄风汤等，多为后人所喜用。在施治上主张脾阳与胃阳并重，升降兼施。对大气下陷之喘、寒饮结胸、气郁诸证治疗亦多灼见。

张锡纯虽然在中西医汇通方面做了沟通，但不少内容有牵强附会之处，因此后世褒贬不一。

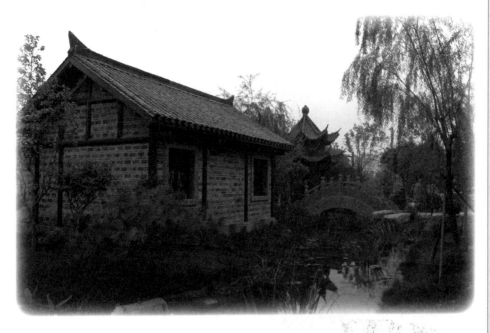

第四章 左图右史 邺架巍巍

[一、医书]

《内经》

中医学奠基之作，现存最早的中医理论经典著作。全称《黄帝内经》。共 18 卷，162 篇。由《素问》与《灵枢》（各 9 卷）组成。《黄帝内经》之书名，最早见于刘向《七略》和班固《汉书·艺文志》。这是一部托名"黄帝"的著作，撰者已难以稽考。明代医学家吕复认为此书"观其意旨，殆非一时之言；及其撰述，亦非一人之手"。这个见解为后世医家所广泛认可。至于著述年代则有几种说法，多数学者认为，

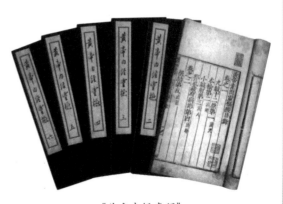

《黄帝内经素问》

此书的基本内容写成于战国后期；迄于汉代，陆续有所补订。而《素问》所佚缺之《天元纪大论》《五常政大论》等七篇大论，系在唐代王冰注释《黄帝内经素问》时予以补入，补入后成为唐以后所见之全帙。

关于《内经》之书名，明代张景岳认为："内者，性命之道；经者，载道之书。平素所讲问，是谓《素问》。"对于《灵枢》的涵义，他认为此书所论为"神灵之枢要"，显示其重要性。对此，其他一些著作也有类似的释文。如明代吴昆说："五内阴阳，谓之内；万世宗法，谓之经。"明代马莳认为《素问》系黄帝与岐伯、鬼臾区等六臣"平素问答之书"。也有人认为《内经》书名别无深意，《汉书·艺文志》另有《外经》书名（书已佚），内与外只是区别相对而言。

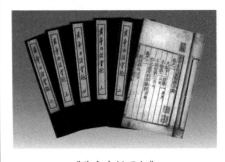

《黄帝内经灵枢》

《内经》论述丰富，范围很广。全面而突出地反映了当时的医学内容已趋于系统、成熟。医药之外，涉及的学科也很多。大凡天文、历法、物候、地理、气象等均有高水平的论述，并能以朴素的唯物主义观点和较为科学的逻辑思维阐析各类医学问题。

《素问》自"上古天真论""四气调神篇"至"解精微论"（共81篇），《灵枢》（又名《灵枢经》）自"九针十二原""本输"至"痈疽"篇（亦为81篇），内容大致包括摄生（养生、预防）、阴阳、脏象（脏腑之生理、病理反映，并包括五脏六腑、"奇恒之腑"之功能）、经络（十二经、奇经八脉）、论治（包括治则和治法。治法如针、砭、灸、汤药、药酒、按摩、温熨及贴药等外法）、药性理论、运气学说等。这些论述，不仅奠定了中医学理论基础，对后世临床医学的发展也起到关键的作用。此书从总体上反映自战国到秦汉这一历史时期众多的医家所积累和总结的学术经验，反映了时代的医学水平。《内经》所贯穿的统一整体观、发展变化观和恒动观等具有朴素唯物论和辩证法观点的学术思想，构成了中医学的特色。

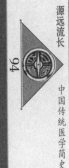

《内经》的版本很多，现存最早为元刻本，另有宋刻、明刻互配本、明清刻本及日本刻本等。《素问》（王冰注本）有明代嘉靖年间翻宋刻本、《四库丛刊》本等；《灵枢》有元刊本（残本）、明清刻本（以明赵府居敬堂刻本尤为著名）等。中华人民共和国建立后，《内经》之《素问》《灵枢》曾多次出版影印本和排印本；另有注本、语译本和校释本。

《素问》和《灵枢》的注本很多。《素问》首注本为梁代全元起之《内经训解》，惜已散佚不存。唐代王冰吸取全氏注文结合个人心得，将《素问》予以次注，并补入有关运气论述为主的七篇大论，是为现存最早之全注本。《灵枢》首注本则为明代马莳所编《灵枢注证发微》（1580）。现将历代医家从不同角度注释、研究《内经》较有成就及其著作（现存本者）简列于下。①校勘《内经》：主要有宋代林亿《新校正》；清代胡澍《素问校义》，俞樾《读书余录》，顾观光《素问校勘记》《灵枢校勘记》，沈祖绵《读素问臆断》，冯承熙《校余偶识》，江有诰《先秦韵读》等。②注释《内经》：如王冰《黄帝内经素问》，明代吴昆《素问吴注》，马莳《素问注证发微》《灵枢注证发微》，清代张志聪《素问集注》《灵枢集注》，高世栻《素问直解》，张琦《素问释义》等。③分类研究《内经》：如隋唐之际杨上喜《黄帝内经太素》（兼注释），元代滑寿《读素问钞》，明代张景岳《类经》（兼注释）、《类经图翼》《类经附翼》，李中梓《内经知要》，清代汪昂《素问灵枢类纂约注》，沈又彭《医经读》，黄元御《素问悬解》等。④专题发挥《内经》：如《难经》，晋代皇甫谧《针灸甲乙经》，宋代骆龙吉《内经拾遗方论》，刘温舒《素问入式运气论奥》，金代刘河间《宣明论方》《素问病机气宜保命集》等。

在中国医学发展的过程中，《内经》在学术理论方面起到无可争议的骨干作用，并有十分深广的国际影响。在古代，日本、朝鲜、越南等国均将《内经》作为主要的医学经典著作。日本国最早的医事法令"大宝令"中就将《素问》《黄帝针经》（即《灵枢》）列入医学生必读书目。直到现在，日本还保存有1699年竹中通庵集注的《素问要谱》（9卷）、《灵枢要谱》（8卷）；1854年喜多村直宽所注《黄帝内经讲义》（12卷）、1806年丹波元简的《素问识》、《灵枢识》及1846年丹波元坚的《素问绍识》等，均有较高的学术水平。朝鲜于1291年曾派使者来华送还若干种古医书，其中就有《黄帝针经》《黄帝太素》等。1136年颁布医事制度，亦将《素问》《针经》列入必修书目。越南黎有卓所撰《海上医宗心领全帙》，刊于1879～1885年，也是节录、注释《内经》的综合性医学著作。近现代欧美国家已有《内经》部分卷、篇之译作，并开始重视对此书的理论研究。

《难经》

早期中医理论著作。一名《黄帝八十一难经》。《隋书经籍志》著录为2卷，后世或分为3卷、5卷不等。隋以前托名黄帝撰，唐以后则多题为扁鹊（秦越人）撰，然实际上作者不明。约成书于东汉以前，一说在秦汉之际。该书采用"问难"的形式，设81问，以解疑释难，故名《难经》。书中经常引用"经言"，据考是指《素问》《灵枢》二经，其中又以引用《灵枢》之言居多。该书的内容较《内经》更为贴合临床医疗，这表现在较少讨论人体发育、阴阳五行、天人相应等理论问题，而是致力于突出解决与临床诊察治疗紧密相关的一些学术难点。

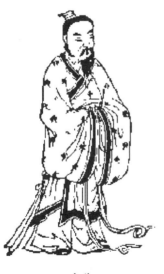

扁鹊

全书主要内容大致为：1～22难论脉诊；23～29难论经络；30～47难论脏腑；48～61难论病证；62～68难论腧穴；69～81难论针法。在以上内容中，又以论脉最有特色。该书明确指出"独取寸口"，从而简化了在《内经》中多见的遍身诊脉法，这种单纯以寸口脉（桡动脉近腕处）作为切脉部位的做法一直沿用至今。在寸口脉中，该书又分寸关尺，即以"关"（约为桡骨茎突相对应的位置）为界，将寸口脉分为前（寸）、后（尺）两部分，并以之与人体脏腑相对应。这种切脉分部法与《内经》的三部九候法相比，更为简洁易行，从而促进了中医的诊断技术的发展。在该书影响下，晋代王叔和写出了《脉经》。此外，书中对命门和三焦有新的学术见解，成为后世探讨中医生理解剖问题的热门论题之一。该书还论及七冲门（消化道的七个冲要部位）和八会（即脏、腑、筋、髓、血、骨、脉、气等精气会聚之处，也是针灸疗法中的八个要穴）等名目，丰富和发展了中医的基本理论体系。书中论及的许多病因、病证以及治法，很受后世医家的关注。例如该书明确提出："伤寒有五，有中风，有伤寒，有湿温，有热病，有温病，其所苦各不同。"这就为后世温病的研究提供了重要的理论依据。

　　该书文字简要，内容又切于实用，因此，它的学术地位很高，被后世作为可以和《内经》并提的经典医著。后世对该书的研究甚多。宋以前的主要注家就有三国时东吴的吕广、唐代的杨玄操、宋代的丁德用、虞庶、杨子建等。北宋校正医书局校正刊行了《难经》，使之有了完好的定本，加速了它的传播。宋以后注

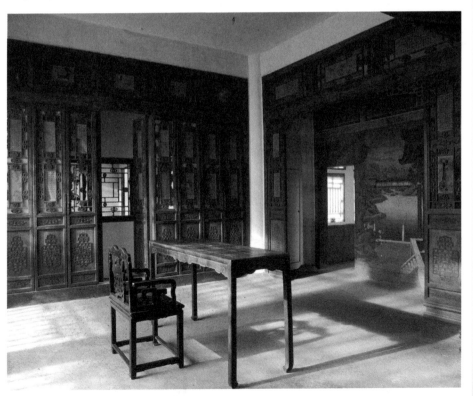

解诠释《难经》的著作层出不穷。其中元代滑寿的《难经本义》，不仅有校勘注释，而且续有发挥和补正；明代王九思《难经集注》（原题宋王惟一撰）汇集诸家注解，甚有益于研究该书。明清时期，各种通俗讲解或图解《难经》的著作不断出现，以明代熊宗立《勿听子俗解八十一难经》、张世贤《图注八十一难经》流传较广。此外，清代徐大椿《难经经释》、黄元御《难经悬解》等书，也都各有特色。日本丹波元胤的《难经疏证》无论在该书的源流探讨还是内容疏证方面都有精要的见解。历代《难经》注释之作进一步使该书在指导中医临床诊治中发挥了巨大的作用。

《神农本草经》

现存最早的中药经典著作。又称《神农本草》，简称《本草经》《本经》。撰者托名神农（中国远古传说中尝百草鉴定药物的人物）。最先著录于梁代阮孝绪《七录》。成书年代有先秦、两汉、六朝诸说。现一般认为其主体约形成于西汉，又经东汉医药学家修润增补。梁代陶弘景曾予整理。原书唐初已散失，现存者多为明末以后的辑佚本。佚文主要来自《证类本草》等药书，少量辑自《太平御览》等非医药书。

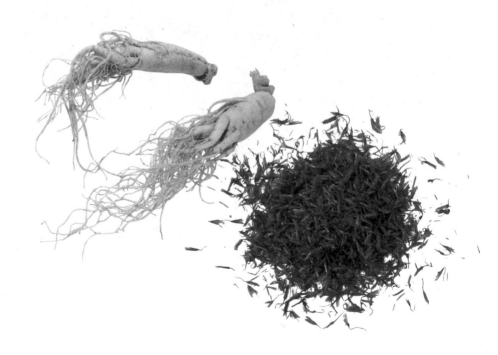

全书分三（或四）卷，载药365种（植物药252种，动物药67种、矿物药46种）。序例（或序录）或成一卷，即总论，归纳为13条药学理论原则。先将药物分为三类，上品120种为君，无毒，主养命，可久服；中品120种为臣，主养性，无毒或有毒，多为补养兼有攻治疾病之效；下品125种为佐使，多有毒，不可久服，多为除寒热，破积聚的药物，主治病。又论述药物"君、臣、佐、使"的配伍原则、七情、四气五味、采收、调剂、用法等。文字简练古朴，成为中药理论的精髓。各论三卷，按上、中、下品分别记述药物的名称、性味、有毒无毒、功效主治、别名、生长环境或产地等。其中上品如人参、阿胶、雄黄；中品如鹿茸、红花、石膏；下品如附子、大黄；书中有200多味药至今常用。

本书是中国早期临床用药经验的第一次大总结，被奉为中药学经典但书中亦有限于时代局限性的内容。该书将药物分为上、中、下三品，每品中又将矿物药置于前列，认为雄黄、水银等剧毒药为上品，可以久服并保"不老延年"。另外，对药物的具体产地、采收时月、炮制方法、品种鉴定等很少涉及。

《本草经》对后世本草学影响很大，《名医别录》《本草经集注》等即以此为基础发展而成。将药物以上、中、下三品作为分类法，虽然在《本草经集注》中已退居次要地位，但在明以前许多重要本草中，可常在药名下注明它的三品分类位置。

《本草经》今有辑本14种，常用且较好者如清代孙星衍、孙冯翼合辑《神农本草经》三卷（1799）、清代顾观光同名辑本四卷（1844）及今人尚志钧《神农本草经校点》（1983）等。

《伤寒论》

以论述伤寒热病为主的奠基性中医临床经典著作。东汉末张仲景所撰《伤寒杂病论》的组成部分之一，共10卷。作者原撰《伤

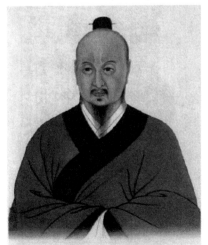

张仲景

寒杂病论》16 卷，后经晋代王叔和整理，将其中有关伤寒证治等原文重予编纂，北宋治平二年（1065）复经校正医书局孙奇、林亿等加以校订，成为当时《伤寒论》之通行本。其内容大致包括辨伤寒太阳病、阳明病、少阳病、太阴病、少阴病、厥阴病脉证并治，以及"平脉法""辨脉法""伤寒例"（此三篇多数学者认为系王叔和编写，非仲景手撰）、辨痉湿暍、辨霍乱病、辨阴阳易差后劳复脉证并治……还介绍了汗、吐、下等治法的应用范围及其禁忌。全书以辨六经病脉证和治疗为主体内容。作为临床医学典籍，《伤寒论》记述了 113 方（其中禹余粮丸单有六名，故实缺一方）。内容以六经辨证为纲，方剂辨证为法。其代表性的治疗方剂则有桂枝汤、麻黄汤、白虎汤、承气汤、理中丸、四逆汤、真武汤、乌梅丸等方，并列述了各方的方药组成、用法及主治病证。

从《伤寒杂病论》序言中可知，作者张仲景因其宗族中大半死于伤寒，遂"勤求古训，博采众方"，在诊断上融会了四诊（望、闻、问、切）、八纲（阴、阳、表、里、虚、实、寒、热），对伤寒各证型、各阶段的辨脉、审证大法和用药规律以条文的形式作了较全面的阐析。《伤寒论》运用精细的辨证思路和方法，并据较规范化的诊疗原则确立治法，这就是后世所说的"辨证论治"。这一先进的诊疗思想，成为后学者在诊疗过程中必须遵循的诊治原则，体现了中医学具有独特而完整的医疗体系。

在治法上，此书以内服方法为主。从方药治疗的药性分析，已概括了汗、吐、下、和、温、清、补、消"八法"，或单用，或数法结合应用，或分阶段论治，方治灵活而法度谨严。张仲景所博采或个人拟制的方剂，精于选药，讲究配伍，主治明确，效验卓著，后世尊之为"经方"，誉为"众方之祖"。这些方剂经过千百年临床验证，为中医方剂治疗提供了变化、发展的基础。

《伤寒论》虽是以伤寒证治为主，但书中所贯穿的辨证论证精神以及方治中的六经大法，于各科临床均有指导意义。鉴于《伤寒论》是临床医学奠基性的名著，自刊行后流传极广，具有广泛的国内外影响。自宋以后，历代注释或从不同角度研究《伤寒论》的著作多不胜数（约有 600 种左右），其中古代著名的注本如：

金代成无己《注解伤寒论》（也是最早的注本），明代方有执《伤寒论条辨》，张遂辰《张卿子伤寒论》，清代喻嘉言《尚论篇》，柯韵伯《伤寒论注》，汪琥《伤寒论辨证广注》，张志聪《伤寒论集注》，张锡驹《伤寒论直解》，周扬俊《伤寒论三注》，钱潢《伤寒溯源集》，魏荔彤《伤寒论本义》，尤在泾《伤寒贯珠集》，吴谦等《订正伤寒论注》，黄元御《伤寒悬解》，陈修园《伤寒论浅注》等。研究性著作如：宋代韩祗和《伤寒微旨论》，庞安时《伤寒总病论》，朱肱《伤寒类证活人书》，许叔微《许叔微伤寒论著三种》，郭雍《伤寒补亡论》，金代成无己《伤寒明理论》，刘河间《伤寒直格》，明代陶华《伤寒六书》，戈维城《伤寒补天石》，许宏《金镜内台方议》，柯韵伯《伤寒论翼》，秦之桢《伤寒大白》，徐大椿《伤寒类方》，陈修园《伤寒医诀串解》《长沙歌括》等。有关《伤寒论》的现代注、译本，亦不下数十种。如曹颖甫《伤寒发微》，陆渊雷《伤寒论今释》，余无言《伤寒论新义》，南京中医学院《伤寒论译释》，中医研究院《伤寒论语译》，刘渡舟等《伤寒挈要》……此外本书还有国外译本和研究性著作，较著名的如：日本国山田正珍《伤寒论集成》，丹波元简《伤寒论辑义》，丹波元坚《伤寒论述义》等。

　　《伤寒论》刊本很多，国内现存影印本、影印明代赵开美校刻本等及多种日刻本，1949 年后多次出版影印本、排印本。

《金匮要略》

　　以论述内科杂病为主的奠基性中医临床经典著作，全称《金匮要略方论》，3 卷。为东汉张仲景原撰《伤寒杂病论》的组成部分之一。由于原著散佚，其古传本之一名《金匮玉函要略方》，北宋治平二年（1065）校正医书局根据翰林学士王洙在馆阁中所见此本之蠹简文字重予整理编校，取其中以"杂病"（指以内科病证为主，兼及其他科少数病证）为主的内容，略去伤寒部分，编成《金匮要略方论》。

　　全书共 25 篇，阐述内科等病证数十种，治疗方剂 262 首（包括附方），其编法的特点是将方剂列于病证之下，使学者在仓促之际易于检用；又选取魏晋迄北宋初一些名医、名著中散在之效方，附于有关病篇之后（分篇多以症候相关或病位、科别相近者合编于一篇中）。全书自"脏腑经络先后病脉证"至"果实菜谷禁忌并治"止。所述病证包括内科杂病方面的有：痉病、中暍、百合病、狐惑病、疟病、中风、历节、血痹、虚劳、肺痈、咳嗽上气、奔豚气、胸痹、心痛、短气、腹满、宿食、痰饮、消渴、水气、黄疸、惊悸、吐衄、下血、胸满、瘀血、呕吐哕、下痢等40多种常见病。诊病突出脏腑辨证，施治示后人以脉证规范。其辨证论治的思想方法，为中医内科学及其他临床学科奠定了基础。

除内科病证外，此书也兼论部分其他临床科病证的证治。妇产科如月经病、带下、妇人杂病、妊娠及产后等病证；外科如肠痈、浸淫疮等病证。此外还载述急救猝死、脏腑经络病脉、饮食宜忌、中毒等内容。仲景论病，较重视病因、病机之阐析，施调理、法、方、药之精契合拍。书中总结了东汉以前有关杂病的丰富临床经验，为后学者提供了辨证论治和方药配伍的基本原则。治疗部分所列述的大量实用效方，具有较高的临床价值，是作者"勤求古训，博采众方"，并在前人方治基础上所进行的总结、提高。此书不仅是内科临床工作者须诵必读，视为经典；于后世各科医疗实践和方剂学的发展，也做出了重大贡献。

应予指出的是，《金匮要略》亦体现了整体观念的思想方法，并承袭了《内经》中"治未病"和"治病必求于本"的防治思想。在诊治方面，已客观地表述了"八纲"（阴、阳、表、里、虚、实、寒、热），"八法"（汗、吐、下、和、温、清、补、消）。书中虽以内服方法为主，也记述了内容丰富的多种外治法。其中用人工呼吸配合运动肢体等其他急救措施抢救"自缢"。

《金匮要略》是一部具有深远影响的名著，自元代迄今，其注释本几近100种，古注本中最早为元代赵以德《金匮要略衍义》；最著名为清代尤在泾《金匮要略心典》。其他古代著

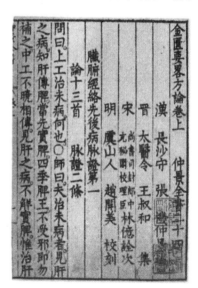

《金匮要略》

名注本、译本为：清代徐彬《金匮要略论注》，程林《金匮要略直解》，周扬俊《金匮玉函经二注》，沈明宗《金匮要略编注》，魏荔彤《金匮要略方论本义》，黄元御《金匮悬解》，吴谦等《订正金匮要略注》，陈修园《金匮要略浅注》，唐容川《金匮要略浅注补正》以及现代之《金匮要略今释》（陆渊雷）、《金匮要略译释》（南京中医学院）、《金匮要略语译》（中医研究院）、《金匮要略提要便读》（何任）等。除上述国内注、译本外，并有有关此书的国外注本和研究性著作。如日本国丹波元简《金匮玉函要略辑义》，丹波元坚《金匮玉函要略述义》等，反映了《金匮要略》在国际上的较大影响。

《金匮要略》刊本较多。现存最早有元刻本；另有多种明清刻本，其中又以《医统正脉》本、《四部丛刊》本较为著名；此外还有数种日刻本。中华人民共和国成立后有影印本、排印本等。

《脉经》

中国现存最早的一部系统论述脉学的专著。共 10 卷，晋代医家王叔和撰。历史上曾有多种《脉经》，如《素问·示从容论》提到："臣请诵《脉经》上下篇，其众多矣。"隋唐时期，黄公兴、秦承祖、康普思、王子颙、甄权、李绩等也曾著有《脉经》，但都已佚失。王叔和《脉经》选录《内经》《难经》《伤寒论》《金匮要略》及扁鹊、华佗等有关论说，阐析脉理、脉法，结合临床实际，将脉象归纳为浮、芤、洪、滑、数、促、弦、紧、沉、伏、革、实、微、涩、细、软、弱、虚、散、缓、迟、结、代、动等 24 种，对每一脉象的性状及其主病都有明确叙述，并举相似之脉，分 8 组排列比较。又对一些部位脉象如寸、关、尺等的阴阳虚实变化，以及所主病证作了论述；列举 40 余种杂病的脉象；讨论诊脉时间、疾病将愈和难愈的脉候、百病死生之脉及季候变化所反映的不同脉象等。此书首次系统归纳 24 种脉象，初步肯定左手寸部脉主心与小肠、关部脉主肝与胆、右手寸部脉主肺与大肠、

寸关尺

关部脉主脾与胃、两手尺部主肾与膀胱等寸关尺三部脉的定位诊断，为后世脉学的发展奠定了基础。但编排体例较混乱，选材或有不够严谨之处。北宋时，林亿等人对该书作了校订，更动了部分篇次和内容。商务印书馆、人民卫生出版社先后出版了排印本、影印本和校释本。六朝高阳生曾将本书要点重新整理，编为歌诀，题为《王叔和脉诀》。

《针灸甲乙经》

中国现存最早、内容较完整的针灸学著作。魏晋医学家皇甫谧著。原名《黄帝三部针灸甲乙经》，或简称《甲乙经》。今传本12卷128篇。此书主要讨论有关针灸的医学理论及治病之法，原书4卷，各卷以天干之甲、乙、丙、丁等顺序命名，故名《针灸甲乙经》。全书系将《素问》《针经》（《灵枢》古名）和《明堂孔穴针灸治要》三书分类合编而成，主要论述脏腑经络、诊法、腧穴部位、针灸方法及禁忌、各类疾病的病因病理及症候、针灸治疗取穴等。该书对晋代以前的针灸疗法进行了系统的归纳和整理，对后世针灸学的发展起了重要作用。由于该书保存了《内经》等古典医学著作的内容，因而也是研究《内经》古传本的重要文献。

本书在中国唐代以及同期稍后的日本、朝鲜等国医事律会中均列为学医的必修教材。北宋时期校正医书局曾予以校勘并雕版印行于熙宁二年（1069），此即后世各种刊本的祖本。此书历代刊行10余次，现存较早者有明代吴勉学所刊《古今医统正脉全书》本。人民卫生出版社曾出版校勘注释本。

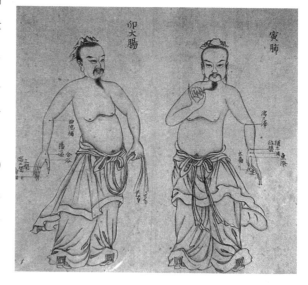

《诸病源候论》

中国最早的论述以内科病为主各科病病因和证候的医著。又称《巢氏诸病源候总论》，简称《巢氏病源》，50 卷，隋代巢元方等编撰，或题吴景（景贤）。书成于大业六年（610）。巢元方生平不详，仅知大业（隋炀帝年号，605～618）年间任太医博士。

本书总结了隋以前的临床经验；内容十分丰富。共分 67 门，1729 条（候），每候一证，主要论述各种疾病的病因、病机和证候，不载治疗方药，多附导引方法。收载病证数量超过以前的医籍，分类较前人细致。所载病证以内科为多，除风病、虚劳、伤寒、温病、热病等"大病"外，尚包括消渴、脚气、黄疸、虫症等，风病即载 29 种。妇科杂病载 140 多种，皮肤病载 40 多种，外科病中金创即载 23 种。本书以《内经》的理论为基础，对证候描述详确，在病因方面有不少精辟见解。如提出某些传染性热病因外界"乖戾之气"所致，可"多相传易"，但可服药预防；疥疮中可用针挑去疥虫；寸白虫（绦虫）因食不熟牛肉所致；漆疮与个人"禀性"有关。在病因方面多次提到服石。对消渴、脚气、麻风等描写精确。又提到人工流产、肠吻合术和拔牙等手术。

本书在疾病分类方面做出贡献。对后世影响巨大，为后世许多医著直接或间接引用，宋代定为医生必读书及医科学生考试科目。现有版本 10 余种，人民卫生出版社影印清刊《周氏医学丛书》本（1955）流传最广。

《千金要方》

综合性临床医著。全称《备急千金要方》，简称《千金要方》或《千金方》，30 卷。唐代孙思邈约撰于永徽三年（652）。本书集唐代以前诊治经验之大成，对后世医家影响极大。孙思邈认为生命的价值贵于千金，而一个处方能救人于危殆，价值更当胜于此，因而用《千金要方》作为书名。明代后，有按《道藏》析为 93 卷者，内容相同。

唐初，由于社会安定，经济繁荣，科技文化发展迅速，医家乃有可能广泛总结前人经验著书立说。孙思邈集录东汉至唐初各家医论，治疗方剂，并将个人治疗经验融会其中，编成《千金要方》。该书第一卷为总论，内容包括医德、本草、制药等；再后则以临床各科辨证施治为主，计妇科 2 卷，儿科 1 卷，五官科 1 卷，内科 15 卷（内中 10 卷按脏腑分述），外科 3 卷；另有解毒急救 2 卷，食治养生 2 卷，脉学 1 卷及针灸 2 卷。共计 233 门，方论 5300 首。

《千金要方》总结了唐代以前医学成就，书中首篇所列的《大医精诚》《大医习业》，是中医学伦理学的基础；其妇、儿科专卷的论述，奠定了宋代妇、儿科独立的基础；其治内科病提倡以脏腑寒热虚实为纲，与现代医学按系统分类有相似之处；其中将"飞尸鬼疰"（类似肺结核病）归入肺脏证治，提出霍乱因饮食而起，以及对附骨疽（骨关节结核）好发部位的描述、消渴（糖尿病）与痈疽关系的记载，均显示了相当高的认识水平；针灸孔穴主治的论述，为针灸治疗提供了准绳，阿是穴的选用、"同身寸"的提倡，对针灸取穴的准确性颇有帮助。因此，《千金要方》素为后世医学家所重视。

《千金要方》还流传至国外，产生了一定影响。日本丹波康赖《医心方》、朝鲜金礼蒙《医方类聚》和许浚《东医宝鉴》等书，均以《千金要方》为重要参考资料。日本还于 1974 年成立了"《千金要方》研究所"，可见本书影响之深远。自宋至今，有中外翻刻本 30 余种，以日本江户医学影摹北宋刊本流行最广。

《千金翼方》

综合性临床医著。《千金要方》的姐妹篇。30 卷。唐代孙思邈撰成于 682 年。作者以"羽翼交飞"之意，借喻与其前著《千金要方》相辅相成，故名《千金翼方》。其规模和体例大致与《千金要方》相近，但加强了药物学的介绍和增加了对《伤寒论》的论述。在前四卷药录和本草中强调运用地道药材，对野生品种的驯化及药物的采、种、炮制，保藏等也均有详述。作者晚年得见张仲景的《伤寒论》，乃在本书中设伤寒二卷，创"方证同条，比类相符"（将同一处方所治各证集中于该方项下论述，本方之加减亦一并介绍）的论述方法，清代柯韵伯和徐大椿据此发展了以方名证，因方类证的探讨伤寒证治规律的方法。作者还指出，仲景治法不过三种，凡疗伤寒，不出之也。明代方有执、喻嘉言进而发挥为"三纲鼎立"

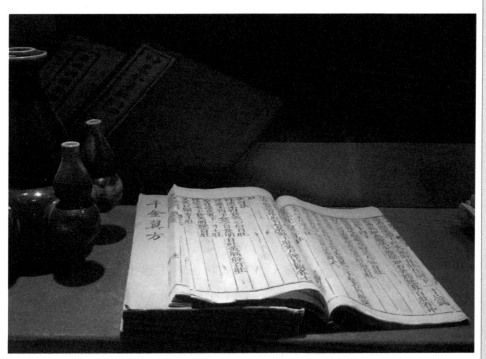

之说。另一方面，本书中也有受限于时代和认识的内容。

《千金翼方》为后世医著及日本、朝鲜等多种医著所引用，在医学界影响深广。现存版本近 20 种，以日本江户医学影印大德梅溪刻本流传最广，1955 年人民卫生出版社影印江户医学本。

《证类本草》

北宋药物学集大成之著。全称《经史证类备急本草》，31 卷 60 余万言。在广泛的文献辑录基础上，收药 1748 种。许多已散失的医方赖其得以留存。北宋唐慎微撰于元丰五年（1082）前后。唐慎微字审元，蜀州晋原（今四川崇庆）人，后迁居成都行医，医术高明。他为士人治病，不要报酬，只求给他提供医药资料。《证类本草》中广博的资料就是用这种方法征集到的。

在此书以前，北宋政府已先后编修了《开宝本草》（《开宝新详定本草》和《开宝重订本草》）、《嘉祐补注神农本草》（简称《嘉祐本草》）及《本草图经》。其中《嘉祐本草》在《开宝本草》基础上增补了 50 余种文献（其中本草 16 部）

中的药物资料，取材精审；《本草图经》则反映了嘉祐年间全国药物大普查的丰硕成果。但此二书独立成书，不便检阅，于是唐慎微将其融合，又从240余种医药及经史百家书中补充摘引了大量药物资料，使《证类本草》囊括了北宋以前主要本草的精华。《雷公炮炙论》《食疗本草》《本草拾遗》等重要药学著作中的许多内容被保存在《证类本草》中。另从80余种方书中引录了方剂数千首，其中包括不少今已失传的医方书。

该书较《嘉祐本草》和《本草图经》多载药527种，使全书总药数达到1748种。卷一、二为"序例"，收载了前代重要本草的序文和总论部分，卷三至二十九为各论，将药物分为玉石、草、木等十部，每部又分上、中、下三品，全书附药图933幅。卷三十为"有名未用"类，即古本所载但后世不详其用途者。卷三十一为《本草图经》中的"外草类"及"外本蔓类"。增补的药物主要来源于唐及五代几部本草，为北宋开宝、嘉祐年间两次官修本草未入选者，疗效好的甚少，但仍可据此了解药物发展的概况而有一定文献价值。全书内容广泛，尤其是炮炙和附方两部分内容大大充实。本书行文层次分明、先后有序，对资料出处均详加标注，因此由本书可以清晰看出宋以前主要本草层层增补的发展脉络。

今存的《证类本草》有两个主要的版本系统：一是源于大观二年（1108）初刊的《经史证类大观本草》（简称《大观本草》），另一是源于政和六年（1116）医官曹孝忠奉诏校正的《政和新修经史证类备用本草》（简称《政和本草》）。这两系统的版本有40余种，主要内容相同，但文字、药序、药图仍有不少差异。今易得且较好的版本是人民卫生出版社1957年影印的元代张存惠晦明轩《重修政和经史类备用本草》，该书还包含有宋代寇宗奭《本草衍义》的全部内容。

《和剂局方》

宋代官修方书。全称《太平惠民和剂局方》。宋神宗元丰年间（1078～1085）已有惠民局之设，专司民间医药，并诏医中高手进献秘方。至徽宗年间（1102～1106）增至七局，汇集名方，拟定制剂规范，称《和剂局方》。大观（1107～1110）时，医官陈承、裴宗元、陈师文奉命校正，厘为5卷，21门，收 297 方。南宋绍兴十八年（1148），药局改称太平惠民局，因此，《和剂局方》也改称《太平惠民和剂局方》，其后又陆续增添绍兴、宝庆、淳祐年间等有效验方，改为 10 卷，分诸风、伤寒、痰饮、诸虚等 14 门，共 788 方。继有人将南宋太医助教许洪《指南总论》3 卷附入，专论药物炮炙和修治。

该书包括名方很多，诸如至宝丹、牛黄清心丸、妇科逍遥散、失笑散、胶艾汤、儿科肥儿丸等，自北宋末至元代的二百年中，民众应用很广。清代《四库全书总目》称此书盛行于宋元之间，至丹溪《局方发挥》出，而医学始一变也。

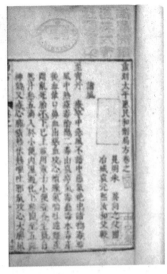

《和剂局方》

《小儿药证直诀》

中医儿科的奠基之作。又名《小儿药证真诀》或《钱氏小儿药证直诀》。此书全面论述了小儿的生理病理特点及临床证治，其脏腑辨证及所创新方对后世影响很大。作者钱乙（约 1032～1113），字仲阳，郓（今山东东平）人。家传医学，精通本草诸书，用方不拘泥于古法，以擅治儿科病闻名。曾因治愈长公主之女疾和皇子瘛瘲，先后被授以翰林医学及太医丞之职。他治疗儿科病的心得治验，经门人阎孝忠整理而成《小儿药证直诀》（约 1114）。此书 3 卷，上卷为脉证治法，论述小儿脉法、变蒸、五脏所主、五脏病等共 81 篇；中卷记钱氏医案 23 例；下卷载儿科常用方 120 余首。指出小儿生理特点为"脏腑柔弱"，"五脏六腑，成而未全，全而未壮"；病理特点为"易虚易实，易寒易热"。因此，在治疗上力戒峻攻和蛮补，强调维护正气，特别是先天之本（肾）和后天之本（脾）的调养。钱氏认为小儿难以主诉病痛，脉诊又难作凭据，故尤重望诊。他根据多年经验，总结出"面上证"和"目内证"两种望诊法，通过审视小儿面部及目睛色泽来判断疾病。又用前人脏腑证候分类的方法，来辨治小儿病证。辨治要点是用风、惊、困、喘、虚来归纳肝、心、脾、肺、肾五脏的主要证候特点。书中记述了天花、

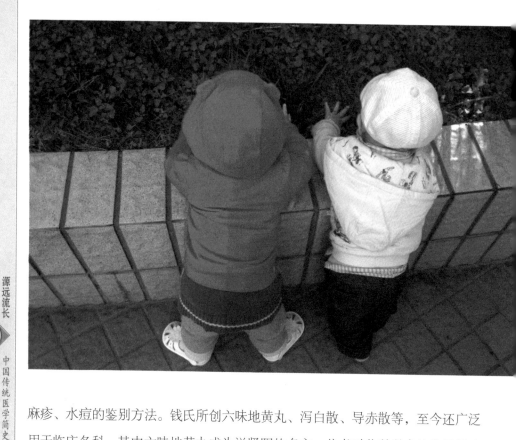

麻疹、水痘的鉴别方法。钱氏所创六味地黄丸、泻白散、导赤散等，至今还广泛用于临床各科。其中六味地黄丸成为滋肾阴的名方。此书对儿科学术的发展影响深远，被誉为"幼科之鼻祖"（《四库全书提要》），对整个中医辨证论治体系亦有很大贡献。现有多种版本，如明代薛己注本，清代康熙年间起秀堂仿宋刻本、乾隆年间武英殿聚珍本、光绪年间周学海重校刊本和丛书集成本等。1955年人民卫生出版社影印出版周学海重校刊本。

《妇人良方大全》

中国现存最早、具有系统性的妇产科专著。又名《妇人大全良方》，简称《妇人良方》。24卷。宋代陈自明著。成书于嘉熙元年（1237）。作者鉴于前人虽有妇产科著述，但纲领散漫，而所选病症又不够齐备，影响专科医生进一步深入提高。为了达到"纲领节目，灿然可观……随索随见，随试随愈"，更切于临证实际需求，陈氏博览群书，搜集并辑取宋以前有关妇产科著作之学术理论与经验效方，力求在前人基础上"补其偏而会其全，聚于散而敛于约"。

原书分为八门，其顺序为调经、众疾、求嗣、胎教、妊娠、坐月、产难、产后。每门分列若干篇论，总计约266论，论后介绍方药主治（共1118方），"论"和"方"的收选，大多"采摭诸家之善，附以家传经验方"。陈氏论述诸病，着重概括受病之由，阐述症候特色，并能将辨病论治和辨证论治相结合。书中附有作者医案，可供临床借鉴参考。此书选方不以贵贱分，突出一个"效"字，还注意吸取一些民间验方与中草药的治疗经验，进一步加强此书的实用价值。

《妇人良方》流传很广，并有一定的国际影响。历代版本较多，国内所见约有30余种（包括日本国刻本数种），其中保持原著面貌的版本则以元代勤有书堂刊本（约刊于1271～1368）为代表。第二类版本是在原著内容基础上有所补充者，如明代熊宗立整理本（刊于正统五年，名"正统本"）中标明"补遗"者，即熊氏所增。第三类版本系将原著大量删节，另外增补内容编成者，如明代薛己《校注妇人良方》将陈氏原著大幅度删增，补入一些方剂和个人医案。对后世亦有深广的影响。

《妇人良方》是古代有代表性的妇产科著作，明清时期的妇产科专著，大多参阅选辑此书内容。但原书也存在一些封建唯心的观点，如坐月门中之"禁草法""禁水法""催生灵符"等。须予分析批判地对待。本书已出版排印本、校释本和点校本。

《洗冤集录》

中国现存最早的法医学著作，又名《宋提刑洗冤集》，简称《洗冤录》。宋代法医学家宋慈撰于淳祐七年（1247）。宋慈长期担当刑狱之职，十分重视检验工作。在长期实践中积累了丰富的经验，在发掘《内恕录》等法医精华基础上，结合自身体会，编成此书。书中比较系统地总结了法医学尸体检验、现场勘察、鉴定死亡原因、急救措施以及法医有关解剖、生理、病理、正骨及外科手术方面的成就，多数方法符合现代科学原理。此书是中国现存第一部系统的司法检验专书，也是世界较早的法医学著作。曾被译成朝、日、英、德、法、荷等国文字，在国内外都有巨大影响。中华人民共和国成立后，群众出版社、上海科技出版社等多家出版社出有铅印本。

《名医类案》

中国最早的按病证汇编的医案著作明代江瓘撰于嘉靖二十八年（1549），首刊于万历十八年（1591）。江瓘（1503～1565）字民莹，号篁南，安徽歙县人。以毕生精力编纂《名医类案》一书，选录上自扁鹊、淳于意，下迄嘉靖年间经、史、子、集所载历代名医验案及家藏秘验，历时20年，始得成书。然未及刊行而殁。其子应元、应宿加以补遗并附江氏父子医案于其中。本书搜集医案5000余例，约33万言，按内、妇、儿、外、五官科顺序分为205门证候，以证名为目，便于检阅。所载病案多有姓名、性别、年龄、证候、诊断、方药等项，资料较为完整。不少医案后有编者按语，提示本案关键所在，便于后学者提挈要领。本书的编排方法对后世的医案研究整理也有影响，清代魏之琇《续名医类案》、俞震《古今医案按》等皆仿本书体例。1591年以来已刊行20余次。清代乾隆年间魏之琇点校正误、新安鲍延博重刊的知不足斋本质量较好，1957年、1982年人民卫生出版社曾两次影印发行，流传较广。

《本草纲目》

中国古代药学史上部头最大、内容最丰富的药学巨著。明代李时珍撰成于万历六年（1578）。52卷，收药达1892种，方剂万余首，约190万字，它是以《证类本草》为资料主体增删考订而成的。

自《证类本草》问世以来500余年间，又积累了大量用药经验和产生了许多药学著作，需要加以汇集总结。《证类本草》粗略的分类系统和以时代分层式的编写体例已难以适应归类、检索众多药物的需要。李时珍《本草纲目》出色地解决了以上问题。他充分汲取了历代本草的编纂经验，在保留标注引文出处的优良传统基础上，对古本草的旧分类法进行变革，即采用了"不分三品，惟逐各部；物以类聚，目随纲举"的多级分类法。全书药物以十六部为纲，六十类为目。各部又按"从微至巨""从贱至贵"为序排列。每一药物以正名为纲，附品为目；"标名为纲，列事为目"，形成了该书独特的纲目体系。这一富有创造性的体例不仅方便检索，更重要的是建立了较先进的药物分类系统。

受陈藏器《本草拾遗》的影响，李时珍确定了该书收载药物"不厌详悉"，"虽冷僻不可遗"的原则。因此《本草纲目》从800余家文献中广泛搜集药物资料，补充了药品374种，极大地丰富了中药学的内容，完成了明代药物集大成的历史任务。与《证类本草》不同的是，该书并不局限于汇集资料，特别注重反映作者个人的新见解。尤其是药物品种考订方面成果累累。受儒家格物穷理及金元时张元素、李东垣医学思想的影响，该书在药学理论的系统归纳和探讨方面也颇多建树。

该书药品众多，取材广博，因此其中也包含了相当丰富的自然科学（动、植、矿物学、化学等）知识。据考英国生物学家达尔文，在讨论鸡的变异、金鱼的育种家化时均引用了《本草纲目》的资料，并称它为"古代中国的百科全书"。

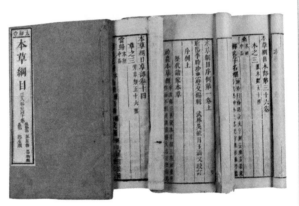

《本草纲目》

《本草纲目》约初刊于万历二十一年（1593，金陵胡承龙刻本），成为明末以后许多药学著作的资料源泉，产生了近百种后续性本草学著作，如《本草纲目拾遗》《本草原始》等。该书至今已翻印80余次，并东传日本，对日本的药学、植物学发展起了很大的推动作用。人民卫生出版社1977～1981年出版了刘衡如校点本，它是目前易得且精确的排印本。《本草纲目》有英、德、俄、法等多种文字的节译本。

《针灸大成》

针灸学集大成之名著。10卷。明代杨继洲撰，靳贤校正，首刊于明万历二十九年（1601）。杨继洲，名济时，三衢（今浙江衢州）人。明嘉靖至万历年间，任太医院医官，行医 40 余年，尤精于针灸。曾以家传验方，融会诸家针灸著作，并参以个人经验，撰成《卫生针灸玄机秘要》3 卷。万历年间，治愈山西监察御史赵文炳痿痹之疾。赵氏得阅《玄机秘要》，拟为之付印。然继洲以诸家未备，复广求群书，采集有关针灸之法，并附以供太医院考绘而用之铜人明堂图，编著为《针灸大成》。晋阳人靳贤受赵氏之托，曾为之选集校正。

本书广泛辑录前人与针灸有关的论述，考证了穴位，经络，详细介绍了临床辨证取穴，附有个人针灸医案，又载录了陈氏《小儿按摩经》。本书取材广博，考证穴位较详，所列病种较多，并有作者临证医案之记录，因而成为明以后学习针灸学的重要参考文献。书中附图多幅。缺点是编次较乱，选材有欠精妥之处。

现存版本 50 余种。通行的为 10 卷本，另外，1737 年章廷珪的木刻 12 卷本，乃是将坊刻《铜人针灸经》与《西方子明堂灸经》二书合称《铜人腧穴》而附刊于书末而成。现存最早为明万历二十九年（1601）刻本，1963 年人民卫生出版社出版有 10 卷本的排印本。

《外科大成》

中医外科著作。4 卷。清代医家祁坤撰成于康熙四年（1665）。祁坤，字广生，号愧庵。山阴（今浙江绍兴）人。以医闻名于当时，曾任太医院院判等职，尤擅长外科。祁坤有感于当时外科之书博而寡要，或隐而未备，因此对外科技术潜心钻研，对外科著作精简挈要，特别是任职太医院时，多有体验。日积月累，复取诸书折衷，撰成此书。此书卷一总论痈疽等病证的诊断、治法及常用方药，卷二、卷三分论人体各部位各种外科疾病的证治与验案，卷四为不分部位的大毒、小疵及小儿疮毒证治。此书在外科辨证和治法方面详尽全面，对后世影响较大。清代官修医书《医宗金鉴》的外科部分即以此为蓝本。此书有清康熙四年（1665）崇文堂首刊本，1957 年上海卫生出版社排印本。

《医宗金鉴》

清代乾隆年间（1739～1742）由政府组织编纂的大型医学丛书，为同类书籍中最为完备、简明、实用者。共 90 卷。由太医院院判吴谦、刘裕铎任总修官，从太医院医官中择选精通医学兼通文理者 36 人参加纂修。除调集宫廷内医学藏书外，并征集了全国各地新旧医书、家藏秘书及世传经验良方。全书的编纂方法，系辑自《内经》以降至清代诸家医书，"分门聚类，删其驳杂，采其精粹，发其余蕴，补其未备"。共分 15 部，有《订正仲景全书伤寒论注》《订正金匮要略注》《删补名医方论》《四诊心法要诀》《运气要诀》《伤寒心法要诀》《杂病心法要诀》《妇科心法要诀》《幼科心法要诀》《痘疹心法要诀》《种痘心法要旨》《外科心法要诀》《眼科心法要诀》《刺灸心法要诀》及《正骨心法要旨》。其中前两部（《伤寒论》《金匮要略》注）系据历代 20 余位注家的著述，对原文逐条订正错讹，详加注释，并汇集诸家注文，"取其精确实有发明者"。每书将订正及存疑条目汇为"正误""存疑"二节，附于书后。《删补名医方论》精选自汉至明 200 多首医方，每方方论结合，详述病源、病证、方解及药味加减。并汇集明、清著名医家吴谦、李中梓、柯韵伯、汪昂等有关论述。《四诊心法要诀》采辑《内经》有关望、闻、问、切四诊内容，合以《崔嘉彦脉诀》编成。《运气要诀》将散见《内经》诸篇的有关内容汇为一编，编成歌诀，并附图说明。各科"心法要诀"是本书最切实用、最为后世重视的部分。采用歌诀体裁，通俗扼要地讲述各科疾病的辨证治疗。《四库全书总目》谓其："有图有说有歌诀，俾学者既易考求，又便诵习。"全书内容丰富，注重实用，易学易记，清代定为医学教科书。现有初刻本及多种清代刻本、《四库全书》本等。人民卫生出版社 1956 年有影印本，1979 年有点校排印本。

《吴医汇讲》

医史界普遍认为，第一份中医学术刊物为清代乾嘉年间（1792～1801），由江苏医家唐大烈编辑的《吴医汇讲》。该刊发行近 10 年，每年 1 卷，每卷刊载约 10 篇有关中医学术的文章，内容丰富，有理论探讨、专题论述、验方交流，以及考据与书评等，作者多为江浙一带医家。

《中国医学大辞典》

中医工具书。由医家谢观编纂，成书于 1921 年。近代以来，西学东渐，中医学受到西医的冲击。谢观认为，中医学光明灿烂，古今医籍汗牛充栋，或奥质而难明，或讹夺而莫正。故学医者多，通才者少，致使中医学遭人误解。作者任上海中医学校校长时，即有志补偏救弊，并认为举要删繁，莫如辞典。于是组织学校师生互相考校，凡中医古籍所载，无论为人体生理、病名、证候，以及治疗之法、方药之名，旁逮医书之内容、医家之事迹，无不条分缕析，博罗散佚。费时六七年，搜罗医书至 3000 余种，编写 7 万余条目、300 余万字。所搜罗名词，以中国原有医书所载者为限，所辑名词分为病名、药名、方名、身体、医家、医书、医学七大类。

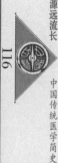
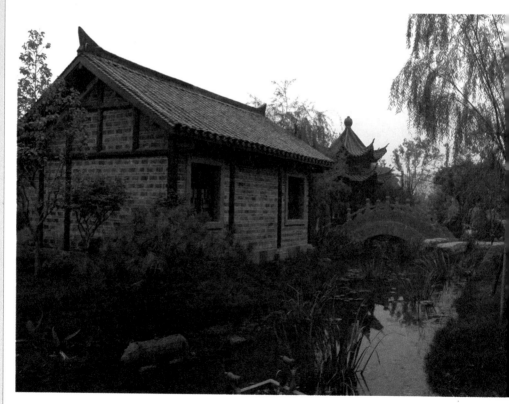

近百余年来，颇受中国医药界人士之欢迎，多次翻印。通行本为 1921 年商务印书馆铅印本，中华人民共和国成立后有多种排印本出版。

［二、医案］

中医诊治疾病过程的记录，后发展为中医著作的一种类型。西汉医家淳于意的"诊籍"是现知最早的医案。《史记》转载了其中的 25 位患者的姓名、里籍、职业、病证，以及有关的诊断、处方用药和转归。此后唐代孙思邈《千金要方》等许多医方书中常夹带记载治疗案例。医案便于总结临床经验，启迪思路，所谓"医之有案，如奕者之谱，可按而复也"（清代俞震《古今医案按》）。因此，将医案汇集成书，就成了中医文献中颇有特色的一类著作。现一般认为宋代许叔微《伤寒九十论》为现存最早的医案专著。明清以后，医案著作越来越多。

按作者来分，医案有独家医案和诸家医案合编两大类。独家医案著名的有明代汪机《石山医案》、明末清初喻嘉言《寓意草》、清代叶天士《临证医案指南》、吴鞠通《吴鞠通医案》、近现代的《丁甘仁医案》《蒲辅周医案》等。荟萃诸家医案的代表作则有明代江瓘《名医类案》、清代魏之琇《续名医类案》、柳宝诒《柳选四家医案》、俞震《古今医案按》之类。此外，还有按时代编集之医案，如《宋元明清名医类案》（徐衡之等）、《清代名医医案菁华》（秦伯未）、民国间《全国名医验案类编》（何廉臣）、《现代名中医类案选》（余瀛鳌等）。

中医医案的写法不一，或繁或简，风格各异。好的医案应该融合理、法、方、药于一体，反映辨证论治全过程。医案要求记录患者的病史、症状、脉象、舌象等，探求疾病发生的内在机理，并据此立法、处方、用药。医案虽不求有症必录，但须突出有辨证意义的主症。有些古代医案每例仅寥寥数语，如清代叶天士《临证指南医案》，但却能画龙点睛，如实反映治疗过程和思路。也有些医案系追忆而成，并加评述，其特点是能展示整个治疗过程中的关键部分和治疗心得。如喻嘉言《寓意草》，就非原始病历，而是用追忆法写成，每例洋洋洒洒，夹叙夹议。此类型的医案又兼有医话（医学随笔）的性质。近现中医医案逐步汲取西医病历的长处，日趋规范化，但仍保持理、法、方、药齐备的特色，发挥着及时总结交流现代中医临证经验的积极作用。

[三、医话]

医家以笔记、短文、随笔等形式，阐述其临床心得体会以及其他问题的著述，是中医学著作的重要组成部分。医话与其他医著不同之处在于形式活泼，体裁不拘；内容丰富，无医不话；言而有据，俱出心裁；医文兼通，文字流畅。中国现在最早的医话著作当推宋代张杲的《医说》，该书广泛收集南宋以前中国文史著

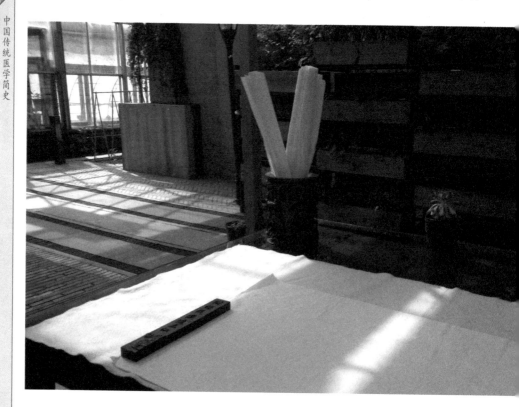

作中有关医药的内容及个人经历或耳闻之医事分类编排。不少其他医话内容可散见于文人小说笔记中。元明间，俞弁《续医说》、黄承昊《折肱漫录》、冯时可《上池杂说》等影响较大。清末民初，涌现出一大批医话著作，有代表性的如魏之琇《柳洲医话》、计楠《客尘医话》、王孟英《潜斋医话》和《归砚录》、陆定国《冷庐医话》、赵晴初《存存斋医话稿》等，数量多、质量高。医话的特点是内容广博，涉及考订历代医事制度、评述医家人物、搜采佚文佚事、发挥诸家理论等。医话还具有实用的特点，内容常包含临证经验、点滴体会等。

敬告读者

　　本书内容供读者概要性了解传统中医。中医药的配制和使用均需在医师指导下进行，并严格注意用法用量、适用人群、禁忌、不良反应和药物相互作用等。处方药需遵医嘱。

　　传统中医药中涉及动植物入药和作为保健品等，古时对此没有十分明确的限制。随着时代的发展和社会的进步，中医药事业也在不断发展。中药方、中药材、中成药和中药饮片、制剂、膏药等的成分中，涉及野生动植物作为原料的，经过严格审批，已有一些采取人工繁育或采用替代性物质等方式实现。

　　我们必须强调的是，应革除滥食野生动物的陋习。对野生动植物资源的保护和利用必须严格遵守国家重点保护动植物（包括陆生动植物和水生动植物）的法律法规和有关规定，并且不能违反中国加入的《濒危野生动植物种国际贸易公约》附录一、附录二的约定。禁止非法猎捕、杀害国家重点保护野生动物。禁止非法采集国家保护野生植物。

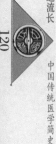

源远流长

120

中国传统医学简史